情景体验式临床人文护理操作精选

QINGJING TIYANSHI LINCHUANG

RENWEN HULI CAOZUO JINGXUAN

主　编　王　楠　王亚玲　于瑞英

副主编　李秀娟　李亮亮　王晓燕　伍　莉

河南科学技术出版社

郑　州

内容提要

本书作者采用护士模拟患者就诊体验的方法，以情景、体验、案例融入的方式，详细介绍了人文关怀的概念、人文护理的内涵、情景体验在人文护理中的作用，重点对口服给药、生命体征监测、注射技术、输液输血技术、静脉采血技术、血糖监测、吸入吸出技术、插管技术、造口护理技术、换药技术、物理降温、患者搬运、患者约束、痰标本采集、咽拭子标本采集、除颤技术、心肺复苏技术、患者入院出院护理等 30 余项常见情景式人文护理操作进行了讲解，并阐述了护理人文素养与美学修养相关内容，强调对患者护理过程采取多角度、多维度、全方位的人文关怀行为及护患沟通技巧，旨在为患者提供更加优质、安全、高效的护理服务。本书供各级医院及社区养老护理机构相关护理人员学习及培训使用，也可作为护理院校学生参考用书。

图书在版编目（CIP）数据

情景体验式临床人文护理操作精选 / 王楠，王亚玲，于瑞英主编 . —郑州：河南科学技术出版社，2023.3

ISBN 978-7-5725-1138-7

Ⅰ.①情…　Ⅱ.①王…②王…③于…　Ⅲ.①护理学　Ⅳ.① R47

中国国家版本馆 CIP 数据核字（2023）第 036589 号

出版发行：河南科学技术出版社

北京名医世纪文化传媒有限公司

地址：北京市丰台区万丰路 316 号万开基地 B 座 115 室　邮编：100161

电话：010-63863186　010-63863168

策划编辑：张利峰

文字编辑：韩　志

责任审读：周晓洲

责任校对：龚利霞

封面设计：龙　岩

版式设计：艺澜轩

责任印制：程晋荣

印　　刷：河南省环发印务有限公司

经　　销：全国新华书店、医学书店、网店

开　　本：850mm×1168mm　1/32　**印张**：6.75　**字数**：201 千字

版　　次：2023 年 3 月第 1 版　2023 年 3 月第 1 次印刷

定　　价：49.00 元

编者名单

主　编　王　楠　王亚玲　于瑞英
副主编　李秀娟　李亮亮　王晓燕　伍　莉
编　者（以姓氏笔画为序）

　　　于瑞英　重庆市九龙坡区人民医院
　　　王　楠　重庆松山医院（原北部宽仁医院）
　　　王亚玲　陆军特色医学中心
　　　王姣姣　陆军特色医学中心
　　　王晓燕　重庆松山医院（原北部宽仁医院）
　　　文　勤　重庆松山医院（原北部宽仁医院）
　　　伍　莉　陆军特色医学中心
　　　刘　红　陆军特色医学中心
　　　闫　婧　重庆医药集团
　　　李秀娟　重庆松山医院（原北部宽仁医院）
　　　李亮亮　重庆松山医院（原北部宽仁医院）
　　　杨秀华　陆军第九五八医院
　　　邹春莉　重庆松山医院（原北部宽仁医院）
　　　张　凤　陆军特色医学中心
　　　范伊伊　重庆松山医院（原北部宽仁医院）
　　　赵　蓉　陆军特色医学中心
　　　胡　凤　中国人民武装警察部队武汉特勤疗养
　　　　　　　中心
　　　唐　萍　陆军特色医学中心
　　　蔡明玉　陆军特色医学中心
　　　薛　莹　重庆松山医院（原北部宽仁医院）

前　言

　　我国的人文关怀精神早在西周初期就已经初见端倪，到春秋后期逐渐形成。此后，在我国社会和文化中经久不衰，成为我国文化的精神和灵魂。随着护理观念的逐步转变，护理服务领域在不断扩展和延伸，护理操作人文化、科学化和标准化水平进一步提高，人文护理开始引领护理实践。以人为本，尊重和践行人文精神是当今大卫生、大健康观念的重要体现，是护理学的又一里程碑。在繁重的临床护理操作中，护士往往服务意识淡漠，个别护士甚至服务态度差，缺乏人文关爱，重操作轻关怀，在整个操作过程中往往是无声的，或仅有只言片语。而我们的日常工作考核也通常仅以时间为主要考查标准，要求操作程序正确，符合流程，标准是准、快、好，却没有把人文关怀列为护理技术操作的一项重要指标。因此，针对上述情况，我们在院内开展护士就医体验活动，模拟病人就诊，以情景式、体验式、案例式融入人文，并通过查阅大量书刊、文献等方法详细介绍常见的各项护理操作，对患者护理过程中采取多角度、多维度、全方位的人文关怀行为及护患沟通技巧。目的是潜心研究人文护理理论，实践人文情景操作，使护理人员成为有温度（暖情）、有深度（思想）、有高度（灵魂）的"三有"护士。在国内做出示范，努力与国际接轨，起到辐射作用。

　　本书由解放军陆军特色医学中心及重庆北部宽仁医院等单位合作完成。在编写过程中，参阅了多部相关专业书籍，并从中国传统文化中探知寻源，不断提升护士人文素养、专业技能及综合素质，将人文精神贯穿于护理操作过程中，使护理人员洞悉生命内涵、了解生命层次、维护生命尊严、关怀生命全程、提高生活质量、延长生命预期、传播生命文化、丰富医学人文精神，惠及当代病患及健康服务对象。希望本书能为护理人员在人文训练应试中提供帮助。由于作者水平有限，编写时间仓促，对书中存在的错误和不足之处，敬请各位同行专家批评指正。

编　者

2021 年 11 月

目 录

第一章　概　述

第一节　人文关怀的概念

人文关怀又称人性关怀。医护人员以人道主义的精神对患者的生命与健康、权益与需求、人格与尊严等进行治疗和照顾。除了为患者提供必需的诊疗技术服务之外，还要为患者提供精神的、文化的、情感的服务，以满足患者的身心健康需求，体现对人的生命与身心健康的关爱，是一种实践人类人文精神信仰的具体过程。培养护士的关怀能力，有助于提高护理队伍的整体素质，提高患者满意度，是减少护患冲突，建立和谐护患关系的重要途径，这也将成为护理的重要发展方向和现代护理的核心理念。

第二节　人文操作的目标

人文操作的目标是为患者提供包括生理、心理、社会、文化等方面的护理服务。这里强调护士要尊重人、关心人、理解人、爱护人，在各项操作中注意沟通，运用肢体语言和非肢体语言，让患者感受到被理解、被尊重、被关爱，感受到护士用心的治疗和护理。护理人员将人文知识外化于行，内化于心的人文精神，落实到每一个操作细节中，使患者能够更好地配合。主动、真诚地关注患者的生命与健康、人格与尊严、权益与需求，以达到保护生命、促进康复、减轻痛苦的目标。

第三节　人文护理的内涵

人文内涵是指尊重人的生命，尊重人的尊严、情感、价值。礼让、关切、爱及同理心，包括践行关爱、博爱、至善、至美、慎行的准则及处事原则。

1. 关爱　关爱是医学人文关怀最基本的要求。医务工作者要从关爱和仁心出发，在为患者提供高满意度技术服务的基础上，全面提供精神的、心理的、情感的援助及安慰。在医学实践过程中，医务工作者要有同情悲悯之心，体会患者的疾苦，耐心、细致、深入地了解其病情，给患者足够的重视、安慰和尊重，赢得他们的信任，解除他们的焦虑；要与患者建立良好的人际关系，尽可能创造出一个利于患者倾诉病情的环境，帮助其建立战胜疾病的信心和生活下去的勇气，从而达到最佳的治疗效果。此时，医务工作者付出的关爱体现出超越于知识、技术之上的最美、最高尚的灵性医学。

2. 博爱　患者除了对疾病的担忧、苦闷和彷徨外，还会考虑患病对周围人（家人、同事、朋友、邻居），环境（单位、街坊、社区），工作事业等的影响。同样，周围人也或多或少受到影响，尤其是家人，其内心的担忧、无助、痛苦不仅影响到他们的精神及机体，而且还影响疾病演变的过程。因此，医学人文关怀的范围应跨越医院而延伸到社会、社区、单位。这是生物－心理－社会医学模式发展的内在要求。这是关爱上升到博爱的最佳境界。

3. 至善　医学人文关怀所追求的"至善"是医学科技内在的价值取向。从关爱、博爱的内涵出发而衍生出的为病人"善而为之"的理念，是医院和医务人员践行的人文道德标准。医院"至善"体现为医院提供舒适的就医环境、热情的医护服务、简便的就医流程，合理的诊疗保障制度、耐心的诊疗讲解等。

人员的"至善"体现在诊疗护理过程中，即提供热情的服务、细心的体检、耐心的沟通、充分的尊重、时刻关注病人的需要及心理、情感的抚慰、站在病人及家属的角度体察病人的感受、安慰病人、帮助病人等。医疗制度的"至善"，体现了对人人享有卫生保健公平原则的追求和起码的社会良知，确保医学技术沿着造福全人类的道路前进。

4. 至美 医者的自身素质、专业技能、仪表言行、服务质量、就医环境等美感水平直接影响病人的就医甚至后续的诊疗质量。而医者诊治疾病的同时，更要维护与塑造人体形体美，增进人的生命活力美感。这是医学技术在维护人的生命力的实践活动中体现出来的一种和谐的价值尺度。是医学不懈的追求。正如古希腊医学家希波克拉底所说："医术是一切技术中最美和最高尚的"。

5. 慎行 慎行指医护人员在临床思维和医疗过程中要全神贯注、权衡利弊、谨慎行事、倾尽全力，不允许丝毫的简单与草率，避免伤害病人的行为发生。比如一项操作技术对患者是否适宜？操作中是否保护患者隐私？医护患沟通过程是否融洽和充分？对于操作的创伤和痛苦，患者是否知情和能否承受？诸如这些，与医护人员的周密心智和综合洞察力、职业素养和经验判断能力等人文素养直接有关。医学人文关怀的基本内涵所诠释出的关爱是医学人文关怀最基本的要求；博爱是医学人文关怀的追求；至善是医学人文关怀具体的体现；至美是医学人文关怀高层次的要求；慎行是医学人文关怀必备的行为。

第四节　人文护理操作的追求

山东省千佛山医院院长孙洪军说：医者仁心，"一旦没有了'道'，缺少了人文，医疗护理技术再好，这种技术也往往带着'傲慢'"。正如作家梁晓声说过的那样，"植根于内心的修养，无需他人提醒的自觉，以约束为前提的自由，为他人着想的善良"。希望我们的护士像高金声主编在人文管理书中提及的，用"爱、学、新、真、廉、勤、拼、健、洁、礼"10个字道出年轻医护人员职业成长的真谛。这就是人文护理操作追求的内容。

第五节　情景体验在人文护理中的作用

情景体验是让护士模拟病人，有目的地引入或创设具有一定情绪色彩的，以形象为主体的生动具体的场景，带给护士一定的真切感受、一种氛围、一种情感，增加一种体验。通过情景体验，可有效唤起护理人员的爱心、慈悲心、同情心，提高护士人文关怀能力。人文关怀情景体验不仅停留在护理理论上的说教，而是通过设置身临其境的氛围、规范关怀操作流程、关怀场景模拟等，护士通过切身体验被关怀或被忽视、不被重视的感受，而有所触动和感悟，在传统护理培训的基础上开展人文关怀情景体验，大大增加了护士对人文关怀的重视程度，提高了护士人文关怀内在素养与人文关怀能力，使其更加愿意主动为病人实施关怀行为，提高护理质量。

第六节　人文操作，培训先行

将医学人文关怀应用于临床工作中的每一个步骤、每一个细节，不仅是对医护人员的要求，也是对整个医院、整个社会的要求。那么，在临床上，人文护理操作应该怎样来实现呢？希望各医学院校、教学医院等针对性开展人文教育，从理论实践相结合，采取PBL、参与式、体验式、讲座式、翻转课堂等多种教学模式，通过理论讲解、小组讨论、经验分享、案例分析、角色扮演、录像回放点评、视频教学等方式实施，使培训方式多样，灵活有效。其中"参与式培训""体验式教学"是目前国际、国内倡导的新型培训方法,该方法强调"做中学""体验中感悟",通过设置接近"真实"的模拟情境,在模拟的情境中实现"做中学""体验中感悟"。培训师通过引导参与者在整个操作活动、表现和体验中反思自己的经验和观念,在交流和分享中学习他人的长处,产生新思想,获得新领悟,从而实现自我提高的目标。

第七节　人文管理,从心开始

2010年原国家卫生部在全国范围内开展了主题为"夯实基础护理,提供满意服务"的优质护理服务示范工程活动。2015年原卫生部办公厅在《深化优质护理,改善护理服务行动计划》中提出:强化人文关怀意识,加强护患沟通。同年,中国生命关怀协会人文护理专业委员会成立。人文关怀护理作为优质护理服务的重要体现,越来越得到医院管理者的重视。近年来,将"以人为本,以爱为先,用心服务"的人文理念贯穿于患者从入院到出院的全过程。通过创造舒适的就诊环境、完善职责及制度,规范服务,加上娴熟的护理技术,使患者获得亲切感、方便感、舒适感和安全感。

1. **建立管理组织体系**　医院成立人文管理小组,该小组以临床护理人员为主,信息科、感染科、质控科等相关辅助科室人员共同参与。明确小组成员职责,建立人文管理制度、常规、标准,优化服务流程,细化管理标准,实施培训并组织落实。护理队伍成立人文学组,形成分管院领导,护理部主任、副主任,总护士长,科护士长,护士,自上而下的关怀护理管理组织,并对全院护理人员及相关科室人员的人文关怀知识进行培训,督导措施落实,促使小组成员相互协作,制定各级各类人员关怀职责,相关人员及时履行职责,形成人文关怀链。

2. **树立人文关怀管理理念**　新型护理模式要求护理组织体

系自上而下树立"以人为本"的管理理念，护理人员及护理管理者充分理解到人文关怀作为一种人本文化，强调的是对人的尊重、理解和关爱，才能急患者之所急，想患者之所想，对患者的疼痛与不幸，给予共鸣、同感、同理，发自内心地去实施人文护理。护理管理者具有人文关怀管理理念才能更好地理解、关爱护士，使护理人员充分发挥积极、主动与创造性，形成良好的团队文化，增强护理队伍的凝聚力。

3. **病区环境的管理**　良好的医疗环境对病人的健康有积极的影响，并具有治疗作用，在对医疗环境的安排布置上，应注意考虑到病人的安全、舒适与方便，减少不安全因素及不良环境对患者的影响，注重生态化、人性化。在合理安排功能配置的前提下，营造宜人的医疗康复氛围，体现绿色生态与可持续发展的基本理念。病房设置合理，布局尽量融入流程理念，相关检查区域标识明显，保证路标引导清楚、明确，提供导医、费用询查、健康教育宣传等信息；为患者提供便民服务，如针线、开水、无线网络、充电、刷卡、等候座椅、轮椅、平车、母婴室等。尽可能为病人提供完善便利的服务场所，体现医院"以病人为中心"的服务宗旨，为病人提供一个安全、舒适的治疗性环境，有利于促进患者的康复。

4. **以人为本，尊重患者的生命尊严**　在就医过程中，医护人员应尽最大努力去救死扶伤，维护患者生命和尊严，尊重隐私及信仰。避免患者暴露；保护患者疾病信息，包括病情、治疗、措施等，不在公共场合讨论患者病情，不随意向患者朋友或他人交代疾病信息；尊重患者的选择，提升移情技巧，做到换位思考。

5. **加强沟通，建立和谐护患关系**　与患者建立一种相互信赖的关系，能促进患者正性情绪的表达，注意倾听，多陪伴、多关心、多问候，令患者感到亲切和踏实。掌握沟通分类，注意非语言沟通（面部表情、身体姿势、仪表服饰、人体触摸、空间距离、环境布置等），语言沟通（选择适当的词语、语速、语调、手势、眼神、时间、话题等）的表达。

6. 及时评估，提供个性化服务　不同的患者对人文关怀的需求会因不同的情景而有所不同，在临床中实施人文关怀时，首先应对患者的需要及时做出评估，重视患者的个体差异，围绕患者的个性特征提供个性化的护理服务，并要考虑到患者的文化背景，建立适合文化现象的护患关系，满足患者的多元需求。对患者文化背景的理解，是提供人文关怀的前提条件。

7. 重视患者的心理和精神状态　心理和精神状态对病人的疾病恢复具有重大影响。在临床工作中，应注意患者的心理护理，必要时为其提供专业的心理咨询，及时疏导不良情绪，了解安慰病人，让其对治疗充满信心，积极配合医生，是提高治疗效果的策略。在整个过程中，尊重患者，保护患者的隐私，有利于患者保持良好的心理和精神状态。

8. 将医学伦理观体现在服务中　医学伦理观对维护患者权益、保护患者情感有指导作用，定期审查医疗服务流程中的服务行为，并帮助解决服务过程中面临的伦理问题。

9. 护理人员的管理　人文护理不仅体现在对病患的关怀上，还体现在对护理人员的关怀行为上。有爱的护士才能更好地关爱患者，快乐的护士才能提供最好的服务，对护士实施关怀，如弹性排班、保障待遇、减轻压力、以诚相待等，让护士感到温暖，提升工作满意度。护士长将人本管理理念应用到护理管理实践中，是护理管理艺术的升华，护士感受到领导的关怀，能更好地发挥个人创造精神、保持健康心态为患者服务，达到提高工作效率和不断发展的目标。

10. 提升护理人员的人文关怀能力　护理管理者应注重对护士人文关怀能力的培养，采用多种护理教学形式进行。讲授人文关怀故事、举办人文关怀故事分享会、组织阅读人文文学作品、观看人文电影等，让护理人员心灵得到熏陶，感受人文关怀的美好和力量，增强人文关怀能力。

第八节　着眼人文护理操作，着力激活护士潜能

中国传统文化体现和蕴含丰富的人文关怀内涵，传统医学"救死扶伤、悬壶济世"的核心理念也充分体现着人文关怀，强调了医者需最大限度尊重患者的生命并具有良好医德，我国古代医护不分，没有专门的护理人员和职位，承担护理职责的人主要是医生以及他们的弟子，另外还有部分患者的家人，护理中的人文关怀也蕴含在传统文化和传统医学中。

在全国开展优质护理服务示范工程活动中，都要求将"以患者为中心"的护理理念和人文关怀融入对患者的护理服务中，在为患者提供基础护理服务和专业技术服务的同时，还要求接受人文关怀，但长期以来以治疗为中心的医疗观念已根深蒂固，护理人员在对病人进行各类治疗操作时，只注重对疾病的治疗，却忽视了对病人本身作为人的尊严的关注，之前我国的护理教育忽视了对人文知识的培养和教育，课程设置以基础护理及专科护理为主要教学内容，护理操作培训拘泥于基本的技能训练及基本专业操作训练。因此，一些护理人员就不能把握住病人就医时的各种内心心理需求，在面对病人时仅仅把病人当作操作的对象，不具有充分的共情及换位思考能力，以至于让部分病人对医院留下冰冷的、对医护人员留下冷漠的印象。因此，在为患者进行各类操作时，应注意将人文关怀融入与病人接触的方方面面，主要体现在：

1. 树立良好的护士形象　护士形象是护士素质、文化水平、职业道德、精神风貌和仪表的综合，护士在为病人进行操作时，首先映入病人眼帘的是护士的整体形象，护士的服装是否整洁统一，脸上的表情是冷漠还是热情，是否具有健康的精神风貌，第一印象带给人的感觉是非常重要的，会影响患者

对护士的信任和护理效果。所以，护士着装和容貌修饰应有规范，符合美学和职业要求，举止要落落大方，站、立、坐、行及操作中的动作要流畅优雅，符合美感和节力原则，在护理活动中要做到稳重、敏捷、快而不乱、忙而不慌，谈笑要有节制，交谈时要用词委婉、得体。护理人员崇高的职业道德、规范的行为、文明的语言，使护士形象表现出外在美与内在美的和谐统一。护理基本礼仪的灵活运用，能展示良好的个人形象和护士的专业形象，在人际交往中，也是自尊自爱和对他人尊重的表现。

2. **护理操作中的语言修养**　常言道"良言一句三冬暖，恶语伤人六月寒"，语言是人类特有的一种符号体系，是人类文明的重要标志，也是传递信息的载体，语言不仅作用于人的感官，更作用于人的心灵，语言交流的过程也是情感交流的过程，护士的语言不仅传递的是专业信息，更是职业情感的流露，传递着护士对患者的关注和爱心，护士语言修养的高低直接影响到沟通的效果。在为患者进行操作时，护士要注意到语言的情感性、礼貌性、知识性、规范性、治疗性和审慎性，应充分认识到语言所具有的暗示和治疗功能，在工作中合理应用，充分发挥语言的正性作用，禁止用命令式、训斥式、冷漠式、含糊式等态度和方式对待患者。护士语言修养的提升在于修，更在于养，在平时的工作中，护士要注意语言的点滴积累和及时总结，以扎实的医学知识为基础，在工作实践中不断加强学习、积累和训练，真正提高自身的语言修养。

3. **护理操作中的行为修养**　护理操作中的行为包括护士为病人进行的各类护理操作行为以及非语言沟通行为。精湛娴熟的护理技术是优质护理服务的重要体现，也是取得患者信任、建立良好护患关系的重要环节，并且关系到病人的临床安全与治疗效果，是护理职业的重要工作内容之一，包括基础护理及各项专科护理，因此护士应不断加强专业技能操作的培训，如提高一次性穿刺成功率等，减少患者痛苦。

随着护理学的不断发展，护理操作技能也在不断地完善与改进，护士也需要紧跟学科发展方向，更新专业知识，以期为病人提供更加专业的护理服务。在为患者进行护理操作时，非语言的沟通行为形式多样，具有真实性、广泛性、持续性和情境性，虽不如语言沟通直接、明白，但更能流露出真情实感，对语言沟通起着辅助和强化的作用，包括护士的身体姿态与动作，面部表情与目光，人际空间与距离，手势的呈现与变化，都是非语言沟通行为中不可忽视的交流符号，护士可运用这些符号与患者进行有效沟通，从而了解更多有关患者的健康状况、心理感受等方面的信息，以更好地满足患者的需要，建立良好的护患关系，良好的行为同时也体现着护士的修养与素质。

护理人员在对患者进行护理操作时实施人文关怀，一方面让患者有好的体验，有更高的满意度，同时患者因感受到关怀，对医护人员发自内心给予赞美、表扬和感谢，把护士当亲人一样去信任和依靠，甚至对护士给予关心和关怀，能促使护患关系和谐，护士在友好、感动的氛围中，可大大提高其幸福感和成就感进而提高职业满意度，提升职业自信，充分感受到自身的价值所在，更能激发护士的职业潜能。

第九节　加强人文护理操作，凝聚医院发展正能量

近年来，我国的医疗纠纷呈不断上升趋势，有研究者对医疗纠纷发生的原因与人文关怀联系进行了探讨，指出对病人的人文关怀缺乏是主要原因之一，护理是一门科学与技术相结合的学科，同时也是一门更具人文情怀的学科，人文关怀是护理的本源，人文关怀做得不够在一定程度上会降低病人对医院的信任度。病人每天都需要接受护理操作服务，护士在护理操作

中表现出的人文关怀有助于改善患者的心理状态，在护理操作中实施人文关怀，是提升护理品质的重要体现，同时，技术、服务品质的提升又有助于提高社会各界对医院品牌的认同，有利于医院的品牌推广和形象提升，助推医院进一步扩大医疗服务范围，提高医院综合竞争力，护理人文操作在整个医疗过程中起到以下作用：

1. 调节护患关系，提升患者满意度　病人是否满意是判断医疗服务优劣的重要标准，也是病人选择医院的重要因素，更是关系到医疗服务的宗旨。优质护理服务的推广，开展人性化服务，为病人提供细致入微的人文关怀，是提高病人满意度的关键。护理操作贯穿于病人住院的全过程，在为患者实施各项护理操作时，护理人员通过与患者积极交流和沟通，尊重患者隐私、提升自身操作技能，进行必要的心理指导与安慰等，依据患者实际情况合理安排好与之相关的各项护理工作，将人文关怀贯穿于护理操作的全过程，给病人心理上的安慰，精神上的鼓励，让病人在住院过程中感受到亲切与温暖，有利于病人的早日康复，可有效提升护理质量，改善护患关系。护理人员通过全心全意的服务得到病人的认可与尊重，自我价值得以实现，病人在消除疾病的同时感受到护士的尊重和关怀，从而构建一个和谐的医患关系，提高患者对护理进而对医院的满意度。

2. 有效降低医疗纠纷的发生　面对日益增多的医患纠纷，人文关怀应该是化解医患矛盾的最好办法。有研究表明，实施人文关怀是有效缓解医患矛盾的重要方法。在面对患者时，人文关怀不够在一定程度上会降低病人对医院的信任度，使得病人在接受治疗护理时常常怀疑护士的操作是否正确，有无危险性，容易导致医疗纠纷的发生。而在护理操作中实施人文关怀，能有效促进患者对护理人员的信任，加强患者接受治疗护理的依从性。随着人们健康知识和法律意识的不断增强，病人对大型医院的医务人员的期望值不断增高，护理人员可通过与患者对护理操作的相关内容进行有效沟通，引导患者认识和了解当前技术的局限性和某些护理操作本身的不确定性，让患者更加理性地看待各类操作效果与风险，尊重医疗事实和客观规律，让患者感受到护理人员的尊重和关怀，从而促进医患之间更好地沟通与交流，降低医疗纠纷的发生，为医院可持续发展奠定群众基础。

3. 促进医院社会和经济效益　19世纪美国医生特鲁多有句名言："有时去治愈，常常去帮助，总是去安慰"。这句话明确了医学是饱含人文精神的科学，这句话更重要的是说明了医护工作者的职责，我们不仅仅是要治疗、治愈疾病，更多的是要去帮助和安慰病人。护理的工作对象是人，其目的是为了呵护人的生命与健康，作为护理人员与病人接触最频繁的也是我们，在与病人进行护理操作时，要解决的不仅是病人存在的现实问题，还要关注病人的需求，他们到医院接受治疗，不仅仅希望接受护士毫无感情的护理操作来解除病痛，同时也非常希望能够在护理人员的理解与帮助下缓解与释放心中的不安与焦虑等心理问题。因此，一名优秀的护士在为病人进行治疗操作的同时，要充分地考虑到其中的人文关怀，恰当地去实践安慰帮助病人的情感性行为，这包括对病人表现出设身处地的同情心，给病人以抒发焦虑的机会，并给予开导、解释等。通过这些积极的语言不仅使病人感到温暖和安全，同时也能调动病人的积极因素，及时解除病人的心理隐患，增强病人战胜疾病的信心，最终战胜疾病。在护理操作中加强人文关怀，能有效提升护理服务品质，打造优质服务品牌，能够造就一个护理技术精湛、医德高尚的护理队伍，护士在为病人进行人文护理操作带给病人的良好感受，有利于在病人心中建立良好的形象，护理技术、服务品质的提升又有助于提高社会各界对医院品牌的认同，有利于医院的品牌推广和形象提升，助推医院进一步扩大医疗服务范围，提高综合竞争力，得到广大人民群众的信赖和欢迎。同时树立医院良好的社会公众形象，促进医院持续快速健康地发展，从而达到良好的社会效益和经济效益双赢的目的。

（伍 莉）

第二章 常见情景式人文护理操作

第一节 口服给药法

【目的】

协助患者遵照医嘱安全、正确地服下药物，以达到减轻症状、治疗疾病、维持正常生理功能、协助诊断和预防疾病的目的。

【操作前准备】

1. 用物准备

（1）服药车上层：药物、药杯（必要时准备药匙、量杯、滴管、研钵、湿纱布、包药纸）、服药本、医嘱执行单、水壶（内盛温开水）、弯盘、手电筒、手消毒液。

（2）服药车下层：生活垃圾桶、医疗垃圾桶。

2. 护士准备 衣着干净整洁、着淡妆、修剪指甲、洗手、戴口罩。

3. 环境准备 环境清洁、光线适宜、用物放置整齐。

【操作步骤】

操作要点	护患沟通
1. 双人核对医嘱。 2. 携用物至患者床旁，核对患者身份信息、解释操作的目的。 3. 评估患者：评估患者病情、年龄、意	护士：阿姨，您好！我是您的责任护士小李，您今天所有的护理操作均由我为您完成，现在我需要核对您的身份信息，您能告诉我您的名字吗？ 患者：张丽。 护士：张阿姨，您好！能否让我看看您的腕带，确认一下其他信息（包括姓名、年龄、

操作要点	护患沟通
识状态及治疗目的，询问过敏史、家族史。评估患者的吞咽能力、口腔状况，是否留置鼻饲管，有无口腔、食道疾病，有无吞咽困难、呕吐及禁食等。	住院号）？ 患者：好的。 护士：张阿姨，您扁桃体发炎咽喉部不适，今天感觉好些了吗？ 患者：好一点了。 护士：阿姨，您的验血结果出来了，您的白细胞分值稍微有点高，存在细菌感染的现象，现在遵医嘱需要给你服用阿莫西林胶囊，这个药物的主要作用就是抗感染，杀灭细菌。请问您有青霉素药物过敏史吗？以及您的家人有对药物过敏吗？ 患者：没有。 护士：阿姨，能让我评估、检查一下您的口腔情况吗？ 患者：好的。 护士：阿姨，请跟着我做，发"啊"的声音。很好，阿姨，您的口腔黏膜完好，无红肿、溃疡，可以服用药物，请您稍微等一下，我去准备用物，谢谢。
1. 环境准备：环境清洁、光线适宜。 2. 体位准备：协助患者取舒适半坐卧位或坐位。 3. 检查用物：口服药物（名称、剂量、用法、频次、浓度）。检测温开水的温度。	护士：阿姨，我把床的高度给您调整一下，等会儿有利于服药，行吗？ 患者：好的。 护士：阿姨，您觉得这个高度可以吗？ 患者：可以。

续表

操作要点	护患沟通
1. 洗手、戴口罩。 2. 再次核对：依据服药单查对患者腕带、床号、姓名、口服药物（名称、剂量、用法、频次、浓度），准备适宜温度的温开水。 3. 协助服药。 4. 服药后再次核对。 5. 观察用药后的效果及不良反应。 6. 洗手、记录。 7. 整理用物。	护士：张阿姨，我能再核对一下您的腕带信息吗？ 患者：好的。 护士：阿姨，请您感受一下杯子里面水的水温，可以吗？ 患者：可以，水温刚刚好。 护士：好的，阿姨，药已经准备好了，我协助您服下。（服用后再次核对患者姓名、腕带、医嘱）阿姨，药物已经服下了，这个药物可能会引起胃肠道反应（如恶心、呕吐、食欲不振、腹胀、腹泻等）、皮疹、面部潮红或苍白等，请您不要紧张，停药后会自然缓解。如有不适，请立即通知医护人员，我也会常过来看您的，请您放心。您还有什么不清楚的吗？ 患者：清楚了。 护士：阿姨，我把床的高度给您还原，这样您可以好好地休息，好吗？ 患者：好的。 护士：阿姨，感谢您的配合，您好好休息。

【注意事项】

1. 严格执行查对制度。

2. 掌握患者所服药物作用、不良反应以及某些药物服用的特殊要求。

3. 对服用强心苷药物的患者，服用前应先测脉率、心率，注意其节律变化。如脉率低于60次/分钟或者节律不齐时，不可以服用。

4. 若患者因故暂不能服药，暂不发药，应做好药物保管及交班。

5.观察患者服药效果及不良反应，如有异常情况及时与医生沟通。

6.教会患者自我正确给药的方法。

第二节 生命体征监测技术

【目的】

1.判断体温、脉搏、呼吸、血压有无异常。

2.动态监测体温、脉搏、呼吸、血压的变化,间接了解心脏、循环、呼吸功能情况。

3.协助诊断,为预防、治疗、康复及护理提供依据。

【操作前准备】

1.用物准备

（1）治疗车上层：治疗盘、听诊器、弯盘（放置干纱布2块）、体温计（体温计已消毒并指示刻度在35℃以下）、血压计、手消液、护理记录单、笔、秒表。

（2）治疗车下层：生活垃圾桶、医疗垃圾桶、锐器盒。

2.护士准备 衣着干净整洁、着淡妆、修剪指甲、洗手。

3.环境准备 光线充足,温度适宜,安静。

【操作步骤】

操作要点	护患沟通
1.沟通：携用物至患者床旁，核对患者身份信息、解释操作的目的。 2.评估：评估患者病情、意识、配合情况，半小时内有无食用过冷或过热的食物，有无	护士：老师，您好！我是您的责任护士李××，您今天所有的护理操作由我为您完成，现在我需要核对您的身份信息，您能告诉我您的名字吗？ 患者：王丽。 护士：王老师，能否让我看看您的腕带（包括姓名、年龄、住院号）？由于您刚刚入院，需要了解您的体温、脉搏、

操作要点	护患沟通
剧烈运动。双上肢及腋窝皮肤黏膜情况、双上肢活动情况，有无偏瘫症状。	呼吸、血压情况，主要目的是为了让我们了解您的生理状态有无异常，为治疗疾病提供帮助，您看可以吗？ 患者：可以。 护士：王老师，请问您在30分钟内有没有进行剧烈运动，食用过凉、过热的食物或者冷热湿敷，以及有没有进行过沐浴？ 患者：没有。 护士：好的，请您放松，不要紧张，能否让我检查您的双上肢和腋窝的皮肤情况？皮肤完好无破损。王老师，等会儿体温计放在左侧腋窝处测量，脉搏、血压测量右手，可以吗？ 患者：好的。 护士：请您稍等，我需要一点时间准备测量的用物。
1. 环境准备：调整房间温度，保持安静，并保证足够的光线。 2. 体位准备：取舒适仰卧位或半坐位，并协助患者脱去或挽上测量脉搏、血压侧上肢的衣袖，并注意保暖。 3. 检查用物：检查血压计水银柱、袖带是否完好，充气加压有无异常。体温计是否在35℃以下。	护士：王老师，等会儿测量血压时需要脱去或挽上右侧上肢的衣袖，您可能会觉得有点凉，我已经给您调整了房间温度。您看这个温度合适吗？ 患者：可以，这样刚刚好。 护士：王老师，马上给您测量生命体征了，请您不要紧张，您现在这个卧位舒适吗？ 患者：可以。

操作要点	护患沟通
1. 测量体温：协助患者解开衣物，有汗液者使用纱布擦拭腋下，并将体温计水银端放置于病人腋窝深处贴紧皮肤 5～10 分钟，屈臂过胸夹紧。	护士：王老师，请抬手，让我为您擦拭左侧腋窝处皮肤。腋窝处汗液已擦拭，我把体温计水银端放置到腋窝处，请您屈臂过胸夹紧，请勿随意活动，需等待 5～10 分钟方可取出体温计。（记录时间）王老师，利用等待的这个时间，现在给您测量脉搏、呼吸、血压，好吗？
2. 测量脉搏：协助患者手臂放松，手臂向上，护士将示指、中指、环指的指端，放在病人桡动脉的表面，计数 30 秒。	患者：好的。 护士：王老师，请您放松别紧张，测量脉搏、呼吸都不会造成不舒服的感觉，您可以想一些开心、高兴的事情，分散注意力。
3. 测量呼吸：测量脉搏的手仍然放在病人手腕上，观察患者腹部或胸部的起伏，一呼一吸为一次，计数 30 秒。	患者：好的。 护士：王老师，脉搏、呼吸已经测量好了，现在为您测血压了，请问您以前有没有高血压病史？
4. 测量血压	患者：没有。
（1）协助患者取仰卧位或半坐位（被测肢体的肱动脉、心脏、血压及零点处于同一水平位置，坐位时平第 4 肋，卧位时平腋中线，协助患者暴露被测肢体，打开血压计开关，驱尽袖带内空气，正确捆绑袖带。	护士：王老师，让我帮您把衣袖挽到上臂处或把衣袖脱下来，好吗？ 患者：好的。 护士：王老师，现在要把血压计袖带给您缠在手臂上，一会儿在充气的过程中，您可能会感到袖带非常紧，那是正常的，说明我正在给您测量血压，在袖带放气之后，它会恢复正常的，请您不用担心，另外在测量过程中您的手臂请勿活动，以免影响测量结果，并且请您不要说话，好吗？
（2）部位（袖带下缘距	患者：好的。

操作要点	护患沟通
肘窝上 2 ～ 3cm。袖带松紧度以可以放入一指为宜），听诊器胸件置于肱动脉搏动处，轻加压（操作者蹲下，使目光与水银柱平行）。 (3) 松开气门匀速缓慢放气，速度以每秒 2 ～ 6mmHg 为宜，同时听搏动音并双眼平视水银柱下降所指刻度，当听到第一声搏动，所指刻度为收缩压，继续放气，当听到声音突然减弱或消失时，所指的刻度为舒张压。 (4) 血压测量完毕，袖带内气体排尽，倾斜 45°，关闭。 5. 协助穿好测量肢体的衣物，并协助舒适卧位。 6. 洗手、记录。 7. 用物处理：体温计酒精浸泡消毒后备用，血压计袖带使用含氯制剂浸泡后的湿毛巾擦拭。	护士：王老师，血压已经测量完毕了，测量体温的时间也到了，让我为您取出体温计（纱布擦拭体温计，读数）。王老师，您的体温为 36.5℃，脉搏 70 次 / 分，呼吸 16 次 / 分，血压 116/72mmHg，属于正常范围，请您放心。如您有什么不适，请立即告知我，我将呼叫器放在您的床头，请您暂时不要离开病房，等会儿您的主管医生就会过来和您见面，好吗？ 患者：好的。 护士：王老师，请您好好休息，我过一会儿再来看您，感谢您的配合。

【注意事项】

1. 测量体温的注意事项

(1) 婴幼儿、意识不清或不合作的患者，测体温时，护理人员应守候在患者身旁。

(2) 如有影响测量体温的因素时，应推迟 30 分钟测量。

(3) 发现体温和病情不符时，应当复测体温。

(4) 极度消瘦的患者，不宜测量腋温。

(5) 如测口温，将水银槽斜放到患者舌下热窝处，如有患者闭唇呼吸，不慎咬破体温计，应当立即清除口腔内玻璃碎片，再口服蛋清或牛奶延缓汞的吸收，若病情允许服含纤维食品，以促进汞的排泄，口温一般测 3 分钟。

(6) 如测肛温，需遮挡病人，给病人取合适体位暴露肛门区，将肛表前端润滑，体温计轻轻插入肛门 3～4cm，固定，测量 3 分钟。

2. 测量脉搏的注意事项

(1) 如患者有紧张、剧烈活动、哭闹的情况，需休息 20～30 分钟后再测量。

(2) 对心脏病患者应测量脉搏 1 分钟，对脉搏短绌的患者按要求测量脉搏，一名护士测脉搏，一名护士听心率，同时测量 1 分钟，测量结果以分数形式计数，分子是心率，分母为脉率（即心率/脉率）。

(3) 除桡动脉以外，可测颞动脉、肱动脉、颈动脉、股动脉、腘动脉、足动脉。

(4) 为偏瘫患者测量脉搏，应选择健侧肢体。

3. 测量呼吸的注意事项

(1) 呼吸的速率会受到意识的影响，测量时不必告诉患者。

(2) 如有患者紧张，剧烈运动哭闹等，需情绪稳定后测量。

(3) 呼吸不规律的患者及婴幼儿应测量 1 分钟。

(4) 呼吸微弱的患者，取少许棉花放在病人鼻孔处，观察棉花被吹起的次数，计时 1 分钟。

4. 测量血压的注意事项

（1）保持测量者视线与血压计刻度平行。

（2）密切观察血压的患者，做到四定：定时间、定部位、定体位、定血压计。

（3）按要求选择合适袖带。

（4）若衣袖过紧或太多时，应当脱掉衣服以免影响测量结果。

（5）一般选择健侧肢体测量，保持血压计零点、肱动脉与心脏同一水平，如果听不清搏动音或者血压异常，应将汞柱降到"0"除去袖带的气体，待稳定后测量。

（6）当动脉搏动音听不清或异常时，应分析排除外界因素，需重复测量时，应将袖带内气体驱尽，汞柱降至零点，稍等片刻后再测量。必要时，做双侧对照。

（7）充气不可过猛、过高，防止水银外溢；放气不可过快过慢，以免读值误差。

（文　勤）

第三节　注射技术

一、皮内注射技术

【目的】

1. 各种药物过敏试验，以观察局部皮肤反应情况。

2. 预防接种卡介苗。

3. 局部麻醉的先驱步骤。

【操作前准备】

1. 用物准备

（1）治疗车上层：皮试专用注射盘（75% 酒精、无菌棉签、0.1%盐酸肾上腺素 1ml、2ml 注射器及砂轮）、1ml 注射器、皮试药液、铺好无菌治疗巾的治疗盘、弯盘、表、笔、执行单、快速手消毒液。

（2）治疗车下层：生活垃圾桶、医疗垃圾桶、污物桶、锐器盒。

2.护士准备　衣着干净整洁、着淡妆、修剪指甲、洗手、戴医用口罩。

3.环境准备　环境清洁、光线充足，温度适宜，安静。

4.药品准备　皮试液准备：头孢呋辛钠 0.75g 皮试液配制。

（1）于内含头孢呋辛钠 0.75g 的瓶内加入 3ml0.9%NS，则每毫升含头孢呋辛钠 250mg。

（2）取上液 0.2ml 加 0.9%NS 至 1ml，则 1ml 内含头孢呋辛钠 50mg。

（3）取上液 0.1ml 加 0.9%NS 至 1ml，则 1ml 内含头孢呋辛钠 5mg。

（4）取上液 0.1ml 加 0.9%NS 至 1ml，则 1ml 内含头孢呋辛钠 0.5mg 即成皮试液。

【操作步骤】

操作要点	护患沟通
1. 双人核对医嘱。 2. 携用物至患者床旁，核对患者信息、解释操作的目的。 3. 评估患者：神志、姓名、性别、年龄、既往史、合作程度，以及注射部位及全身皮肤情况。 4. 询问过敏史及家族史。	护士：女士，您好！我是您的责任护士小李，您今天所有的护理操作由我为您完成，现在我需要核对您的身份信息，您能告诉我您的名字吗？ 患者：张晓晓。 护士：张女士，您好！我需要核对您的手腕带，我能看看您的手腕带吗（包括姓名、年龄、住院号）？由于您血象偏高遵医嘱需要给您用头孢呋辛钠输液进行抗炎治疗，少部分人对这个药物会发生过敏

操作要点	护患沟通
	反应，所以在使用这个药物之前还需要为您做皮试，请问您以前使用过同类药物吗?
	患者：使用过。
	护士：您对此药物发生过过敏吗?
	患者：没有。
	护士：您曾经发生过药物过敏反应吗?
	患者：没有。
	护士：您的家人有对某些药物、食物过敏的情况吗?
	患者：没有。
	护士：张女士，您想注射左侧上臂内侧还是右上臂内侧? 能否让我检查一下注射部位的皮肤情况?
	患者：左侧。
	护士：注射部位皮肤完好，无瘢痕、溃烂、硬结、红斑，适合做皮试。
1. 环境准备：调节房间温度，保持安静，并保证足够的光线。 2. 体位准备：协助患者取仰卧位或半坐位，护士站于患者左侧。 3. 检查用物：75%酒精、皮试药液、注射器、0.1%盐酸肾上腺素1ml、洗手液有效期。	护士：张女士，这个姿势舒服吗? 房间温度合适吗? 患者：可以，这样刚刚好。 护士：穿刺的时候会有点疼，你不要紧张，我会轻一点，您忍耐一下，一会就好。 患者：好的。 护士：我现在为您准备皮试药液，您休息一下。
1. 洗手、戴口罩。 2. 按要求配制皮试液，贴好标签，并将皮试液放入无菌治疗巾内。 3. 将用物放于治疗车上并推至病人床旁。	护士：张女士，皮试液已经配好了。为了用药安全我需要核对您的身份信息。我可以看看您的手腕带吗? 患者：好的。 护士：谢谢您的配合! 张女士，我现在协助您摆好体位，请您身体平躺放

续表

操作要点	护患沟通
4. 再次核对床号、姓名、年龄、住院号、腕带、床头卡、医嘱、药液。 5. 选择注射部位：左前臂掌侧下 1/3 尺侧。 6. 帮助患者取适当体位，使用酒精消毒皮肤 1 遍，消毒直径≥5cm，待干。 7. 再次核对床号、姓名、年龄、住院号、腕带、床头卡、医嘱、药液。 8. 排空注射器内气体。 9. 左手拇指及示指或中指绷紧皮肤，并以平执式持注射器。 10. 进针头斜面向上与皮肤呈 5° 角刺入皮内，待针尖斜面全部进入皮内后固定针栓。 11. 注入 0.1ml 皮试液，使局部皮肤变白，并出现半球状皮丘，且显露毛孔。 12. 迅速拔出针头，勿按压注射部位。 13. 看表并记录注射时间。 14. 再次核对患者床号、姓名、年龄、住院号、腕带、床头卡、药液。 15. 整理床单位，协助患者取舒适卧位，酌情拉上床栏。 16. 记录皮试结果、时间，观察过敏反应的表现并报告注射部位的情况。	松，手掌朝上平放于床面。手臂与身体呈 60° 左右。 患者：好的。 护士：这个姿势还舒服吗？我现在为您消毒皮肤，消毒液稍微有点凉，请您忍耐一下。您昨晚休息得还好吗？这里的饮食，有没有不合胃口的地方？如果有需要我的地方，您尽管跟我说（与患者沟通的同时，进行注射，分散注意力，减轻疼痛感）。 患者：谢谢您的关心。 护士：张女士，皮试已经做好了，我再核对一下您的腕带。 患者：好的。 护士：张女士非常感谢您的配合。现在是早上 10：00，20 分钟后我会和另一个护士一起来查看您的皮试结果，在此期间请您不要离开病房，不要剧烈活动，不要揉搓针眼。如果有头晕、面色苍白、出冷汗等不适反应请及时按床旁呼叫器，我们会立刻赶过来。床旁呼叫器我放在您枕头边上。您先休息一下！ 护士：张女士您的皮试时间已经到了，让我们看看您的左手皮试部位可以吗？您有不舒服的地方吗？ 患者：没有。 护士：您的皮试结果是阴性，可以使用头孢呋辛钠，我现在去为您准备后面的治疗。您先休息一下，感谢您的配合！

续表

操作要点	护患沟通
17. 规范处理用物，将肾上腺素针、2ml 注射器及注射盘留在患者床边备用，并洗手。	
18. 观察患者的反应，20 分钟后由 2 名护士共同观察皮试结果。	
19. 将皮试结果记录于医嘱单上，双签名（若结果为阳性，要告知患者、家属及医生，并在病历本、床头、护士站白板及手腕带上做好过敏标识）。	

【注意事项】

1. 皮试过敏试验前应该详细询问患者的用药史、药物过敏史及家族过敏史。

2. 凡初次用药、停药 3 天后再用，以及在应用中更换药物批号时，均需按照常规做过敏试验。

3. 皮肤试验液需现配现用，浓度与剂量必须准确。

4. 严密观察患者，首次注射后需观察 20 分钟，注意局部和全身反应，不宜剧烈活动，倾听患者主诉，并做好急救准备工作。

5. 皮试结果阳性者禁止使用该药物，并在体温单、病历、医嘱单、床头卡上醒目注明，同时将结果告知患者及家属。

6. 如皮试结果怀疑为阳性，应做对照实验。可疑阳性表现为皮丘不扩大，周围有红晕，但直径小于 1cm；或局部皮试结果为阴性，但患者有胸闷、头晕等全身症状。对可疑阳性患者，应在对侧前臂皮内注射生理盐水 0.1ml 做对照，如出现同样结果，说明前者不是阳性。确认药物皮试结果为阴性方可用药。用药过程中要继续严密观察反应。

二、皮下注射技术

【目的】

1. 需要在一定时间内产生药效，而不能或不宜采取口服给药。

2. 预防接种水痘、麻风疫苗等。

3. 局部麻醉用药。

【操作前准备】

1. 用物准备

（1）治疗车上层：酒精棉签、无菌干棉签、注射器、药物、铺好无菌治疗巾的治疗盘、弯盘、表、笔、医嘱执行单、快速手消毒液。

（2）治疗车下层：生活垃圾桶、医疗垃圾桶、污物桶、锐器盒。

2. 护士准备　衣着干净整洁、着淡妆、修剪指甲、洗手、戴医用口罩。

3. 环境准备　环境清洁、光线充足，温度适宜，安静。

4. 药品准备　胰岛素。

【操作步骤】

操作要点	护患沟通
1. 双人核对医嘱。 2. 携用物至患者床旁，核对患者信息、解释操作的目的。 3. 评估患者：神志、	护士：阿姨，您好！我是您的责任护士小李，您今天所有的护理操作由我为您完成，现在我需要核对您的身份信息，您能告诉我您的床号、姓名、年龄吗？ 患者：1 床王春芳 63 岁。

操作要点	护患沟通
姓名、性别、年龄、既往史、合作程度、注射部位及全身皮肤情况。 4. 进针时肌肉需放松，体瘦者和儿童以45°角进针注射。体胖者以90°角注射。 5. 注射后迅速拔出针头，拔针时不能改变方向。 6. 拔针后按压针眼处5～8秒，勿揉搓。	护士：王阿姨！我需要核对您的手腕带，我能看看您的手腕带吗（包括姓名、年龄、住院号）？由于您血糖偏高，遵医嘱要为您注射短效胰岛素。您以前使用过胰岛素吗？ 患者：使用过。 护士：您对此类药品发生过过敏吗？ 患者：没有。 护士：您曾经发生过药物过敏反应吗？ 患者：没有。 护士：您的家人有对某些药物、食物过敏的情况吗？ 患者：没有。 护士：王阿姨，胰岛素为皮下注射，常用的部位有腹壁、前臂、大腿、臀部，身体部位不同药物吸收速度也不同。吸收最好的部位是腹壁，其次是前臂、大腿，最后是臀部。您想在哪个部位注射呢？ 患者：腹部。 护士：那我可以看看您腹壁皮肤情况吗？ 患者：好的。 护士：王阿姨您的皮肤完整，无破损、瘀斑、红肿、硬结、凹陷，适合打胰岛素。胰岛素注射后30分钟需要进食，您的餐食准备好了吗？ 患者：餐食已经准备好了。 护士：王阿姨，您想躺在床上仰卧位打针，还是坐着打针？ 患者：仰卧位吧。

续表

操作要点	护患沟通
1. 环境准备：关好门窗，调整房间温度，拉好围帘或者使用屏风保护患者隐私，保证足够的光线。 2. 体位准备：协助患者取仰卧位或半坐位，患者卧位，护士站于患者左侧或右侧，患者坐位，护士半蹲位于患者前面。 3. 帮助患者将衣服褪至胸口处，暴露注射部位皮肤，并注意保暖。 4. 检查用物：75%酒精、棉签、胰岛素、注射器、洗手液等是否在有效期内。	护士：王阿姨，因为操作需要暴露您的皮肤，您可能会觉得有点凉，我帮您调整好房间温度，拉好围帘，穿刺的时候会有点疼，你不要紧张，我会轻一点，您忍耐一下，一会就好。 患者：好的，谢谢。 护士：我现在为您准备胰岛素，您休息一下。 患者：好的。
1. 洗手、戴口罩。 2. 按要求配制胰岛素，贴好标签，并将胰岛素放入无菌巾内。 3. 将用物放于治疗车上并推至病人床旁。 4. 再次核对床号、姓名、年龄、住院号、腕带、床头卡、医嘱、	护士：王阿姨，胰岛素已经配好了。为了用药安全，我可以看看您的手腕带吗？ 患者：好的。 护士：谢谢您的配合！王阿姨，我现在协助您摆好体位，请您身体平躺放松，身体尽量往床边靠，双腿屈曲，腹壁放松。 患者：好的。 护士：这个姿势还舒服吗？我帮你把衣服褪到胸口处，房间温度合适吗？如果感到冷我可以帮您把室温再调高一点。

续表

操作要点	护患沟通
药液剂量、浓度。	患者：这个温度刚刚好。
5. 选择注射部位：腹壁脐上下5cm，左右10cm范围。	护士：我现在为您消毒皮肤，消毒液稍微有点凉，请您忍耐一下。
6. 帮助患者取仰卧位，双腿屈曲，使腹壁放松，使用酒精棉签以注射点为中心环形消毒皮肤2遍，消毒直径≥5cm，待干。	护士：王阿姨，注射前我需要再次核对您的腕带信息。 患者：好的。 护士：王阿姨，现在的饮食一定要严格按医生的建议食用，很多东西都不能再乱吃了，可能开始会不习惯，但为了您的健康您一定要忌嘴。如果有需要我的地方，您尽管跟我说（与患者沟通的同时，进行注射，分散注意力，减轻疼痛感）。
7. 再次核对床号、姓名、年龄、住院号、腕带、床头卡、医嘱、药液剂量、浓度。	患者：谢谢您的关心。 护士：王阿姨胰岛素已经注射完了，需要按压针眼5～8秒，不要揉搓针眼。我再核对一下您的信息。
8. 排空注射器内气体。	患者：1床王春芳63岁。
9. 操作者左手拇指和示指捏住患者腹壁，使皮肤皱褶。	护士：王阿姨谢谢您的配合，现在是上午11：30，30分钟后就可以用餐了。如果在此期间您出现心慌、盗汗、头晕等不适反应。您就按床旁呼叫器，我们会立即赶过来。
10. 操作者右手持注射器垂直90°或右手持注射器与腹壁呈40°～50°角刺入皮肤组织。	患者：好的。
11. 进针要快，进针为针头的1/2～2/3，固定针栓，推注药液缓慢，放松提起的皮肤。	

操作要点	护患沟通
12. 待药液完全推注完后停留至少10秒再迅速拔出针头，拔针时不能改变方向，按压针眼处5～8秒，勿揉搓。	
13. 再次核对患者床号、姓名、年龄、住院号、腕带、床头卡、药液剂量、浓度。	
14. 整理床单位，协助患者取舒适卧位，酌情拉上床栏。	
15. 告知患者注意事项。	
16. 记录执行时间，并在医嘱执行单上签名。	
17. 规范处理用物，针头丢进锐器盒，洗手。	

【注意事项】

1. 皮下注射

（1）严格执行查对制度和无菌操作规范。

（2）遵医嘱及药品说明书使用药物，尽量避免用刺激性较强的药物做皮下注射。

（3）在选择注射部位时，应避开炎症、破溃或有肿块的部位；在行三角肌下缘注射时，针头应稍向外侧，避免损伤神经。

（4）需行长期注射治疗者，应有计划地更换注射部位。

（5）对于过度消瘦者，需捏起局部组织，并减小穿刺角度。

（6）若药液小于 1ml 时，需用 1ml 注射器。

2. 胰岛素注射

（1）定期轮换注射部位。即"每天同一时间注射同一部位（如医生推荐每天早晨注射的部位是腹部，就应该一直选择在腹部注射，不要随意更换到其他部位）；每周按左右轮换注射部位（如大腿注射可以一周打左边，一周打右边）；每次注射点应与上次注射点至少相距 1cm。避免在一个月内重复使用同一注射点。"

（2）选择合适的注射部位，最好将身体上可注射的部位划为许多线条，每条线上可注射 4 ～ 7 次，注射点与注射点之间距离约 1 指宽（2cm），沿注射线顺序皮下注射，这样每一点都可以在相当长的时间以后，再接受第二次注射，有利于胰岛素的吸收。

（3）定期检查注射部位，即每次注射前检查注射部位，判断并避开出现疼痛、皮肤凹陷、皮肤硬结、出血瘀斑、感染的部位。如果发现皮肤硬结，请确认出现硬结的部位及硬结大小，避开硬结进行注射。

（4）如果偶尔吃饭时间提前可以选择腹壁，吃饭推迟，可以选择在臀部注射；这样可以根据不同部位胰岛素的吸收不同而避免血糖大幅度的波动，每次的注射部位要换，可以按左右轮替的方法注射。

（5）根据使用的胰岛素种类选择相应的注射部位，即"使用短效胰岛素或与中效混合的胰岛素时，优先考虑的注射部位是腹部。对于中长效胰岛素，例如睡前注射的中效胰岛素，最合适的注射部位是臀部或大腿"。

三、肌内注射技术

肌内注射最常用的部位为臀大肌，其次为臀中肌、臀小肌、股外侧肌、上臂三角肌。

【适应证】

1. 不宜或不能做皮下或静脉注射的药物。

2. 要求比皮下注射更迅速发生疗效的药物。

3. 注射刺激性较强或药量较大的药物。

4. 不能静脉注射的油剂或混悬剂等可做肌内注射。

【操作前准备】

1. 用物准备

（1）治疗车上层：注射盘、安尔碘、棉签、2～5ml 注射器（2具）、药液（柴胡注射液 2ml）、治疗盘（铺好无菌巾）、砂轮、弯盘、表、笔、治疗卡、快速手消毒液。

（2）治疗车下层：生活垃圾桶、医疗垃圾桶、锐利容器盒。

2. 护士准备 衣着干净整洁、着淡妆、修剪指甲、洗手、戴口罩。

3. 环境准备 光线充足、温度适宜、关闭门窗、围帘或者屏风遮挡患者。

【操作步骤】

操作要点	护患沟通
1. 双人核对肌内注射医嘱、药液（药物名称、浓度、剂量、有效期及质量）。 2. 按无菌要求抽吸药液，贴好标签，放入无菌治疗盘内。 3. 携用物至患者床旁，核对患者信息、解释操作的目的。	护士：阿姨，您好！我是您的责任护士小李，您今天所有的护理操作均由我为您完成，现在我需要核对一下您的信息，您能告诉我您的名字吗？ 患者：张丽。 护士：张阿姨，能否让我看看您的腕带，确认一下其他信息（包括姓名、年龄、住院号）？

操作要点	护患沟通
4. 评估患者：药物过敏史、合作程度、注射部位皮肤情况。	患者：好的。 护士：张阿姨，您刚刚测得的体温是39.2℃，已经超出了正常范围，遵医嘱需要给您注射柴胡注射液降体温，现在可以注射吗？ 患者：可以。 护士：请问您有对什么药物过敏吗？您的家人有对药物过敏的吗？ 患者：没有。 护士：张阿姨，您是注射左侧还是右侧臀部呢？ 患者：左侧。 护士：能否让我检查一下注射部位的皮肤情况？ 患者：好的。 护士：阿姨，注射部位皮肤完好，无瘢痕、溃烂、硬结，可以进行肌内注射。
1. 环境准备：关好门窗，调整房间温度，拉好围帘或者使用屏风保护患者隐私，保证足够的光线。 2. 体位准备：协助患者取左侧或右侧卧位，护士站于患者卧位的对侧，帮助患者脱下裤头至大腿根部处，并注意保暖。 3. 检查用物：安尔碘、药液、注射器、棉签、消毒液、洗手液有效期。	护士：张阿姨，因为操作需要暴露您的皮肤，您可能会觉得有点凉，我已经给您调整了房间温度，您看这个温度合适吗？ 患者：可以，这样刚刚好。 护士：我已经拉好了围帘，让我协助您脱下裤头，请您放松别紧张。张阿姨，等会儿注射时请您左侧卧位。 患者：好的。 护士：张阿姨，这个卧位有没有不舒服？ 患者：没有。 护士：阿姨，请您稍微等一下，我需要一点时间准备用物。

续表

操作要点	护患沟通
1. 洗手、戴口罩。 2. 协助患者取正确舒适体位。 3. 再次核对床号、姓名、年龄、住院号、腕带、已抽吸药液（标签、安瓿）。 4. 选择注射部位：暴露注射部位，注意保暖。 5. 皮肤消毒：安尔碘棉签以注射点为中心环形消毒皮肤 2 次，直径≥5cm，待干。 6. 操作中再次核对：确认患者身份、药名、药品剂量及使用途径，备干棉签。 7. 排气：驱尽注射器内气体。 8. 绷紧皮肤：用左手拇指和示指绷紧皮肤，右手持针如握笔姿势，以中指固定针栓，针头和注射部位呈90°，快速刺入肌肉内，一般进针约针头的 2/3，消瘦者及儿童酌减。 9. 抽回血：松开左手，抽动活塞，如无回血，固定针头，缓慢推注药物。 10. 按压止血：注射完毕，以干棉签按压进针处，同时快速拔针（帮助患者按压注射部位 1～2 分钟）。 11. 操作后核对：再次确认患者身份及药物名称、剂量。	护士：张阿姨，我现在协助您左侧卧位，请您身体向左侧，上腿伸直、放松，下腿稍弯曲，并保持这个姿势。好吗？ 患者：好的。 护士：阿姨，现在给您消毒皮肤，消毒液稍微有点凉，请您忍耐一下。另外为了保证用药安全，我需要再次核对一下您的腕带。 患者：1 床张丽。 护士：阿姨，我要打针了，您尽量放松，不要紧张，我会轻一点的（缓慢推注药液途中，与患者进行交流，分散注意力，减轻药液引起的不适感）。阿姨，已经注射完毕了，您觉得还好吗？ 患者：挺好。 护士：阿姨，药液已经注射完毕了，这个药液目前还没有发现什么副作用，不会引起您其他不舒适感，待会儿可能会大量出汗，衣服浸湿后请及时更换，预防受凉。另外，请您多喝水，补充水分，促进排尿，30 分钟后我将为您再次测量体温，如果在这期间您有任何不适或者需要帮助，请您及时呼叫我，我把呼叫铃放在您的枕边，温开水放在床头柜上，方便您拿到。我也会经常过来看您的，请您放心。阿姨，您还有什么不清楚的吗？

续表

操作要点	护患沟通
12. 安置患者：整理床单位，协助患者取舒适卧位，酌情拉上床栏。 13. 告知患者注意事项。 14. 整理用物、洗手、记录。	患者：清楚了。 护士：谢谢您的配合，您好好休息。

【注意事项】

1. 严格执行查对制度和无菌操作规范。

2. 如误入血管并反抽少量血，则拔出针头少许，回抽无回血后再行注射；如反抽大量血，则迅速拔针，用无菌干棉球按压局部，重新备药注射。

3. 切勿把针梗全部刺入，以防针梗从根部衔接处折断。万一针头折断，应保持局部与肢体不动，迅速用血管钳夹住断端拔出，如全部埋入肌肉，需请外科医生手术取出。

4. 长期作肌内注射的患者，注射部位应交替更换，以减少硬结的发生。

5. 两种药液同量注射时，要注意配伍禁忌，在不同部位注射。

6. 根据药液的量、黏稠度和刺激性的强弱选择合适的注射器和针头，如油性药物需要使用粗针头，小于1ml的药物只能用1ml、0.5ml或专用注射器进行注射等。

7. 2岁以下的婴幼儿不宜选用臀大肌注射，因有损伤坐骨神经的危险，可选用臀中肌、臀小肌注射。

8. 避免在瘢痕、硬结、发炎、皮肤病及旧针眼处注射。瘀血及血肿部位不宜进行注射。

9. 为使臀部肌肉松弛，注射时可采取哪些体位？

（1）侧卧：上腿伸直，下腿稍弯曲。

（2）俯卧位：足尖相对，足跟分开。

（3）仰卧：常用于危重及不能翻身的患者。

（4）坐位：坐位要稍高以便于操作。

【注射部位的定位方法】

1. 臀大肌注射定位方法

（1）十字法：从臀裂顶点向左侧或右侧划一水平线，然后从髂嵴最高点做一垂线，将一侧臀部分为四个象限，其外上象限并避开内角为注射区域。

（2）联线法：从髂前上棘至尾骨做一联线，其外上 1/3 处为注射区域。

2. 臀中肌、臀小肌注射定位方法

（1）以示指尖和中指尖分别置于髂前上棘和髂嵴下缘处，在髂嵴、示指、中指之间构成一个三角形区域，其示指和中指构成的内角为注射区域。

（2）髂前上棘外侧三横指处（以患者的手指宽度为准）。

3. 股外侧肌注射定位方法　大腿中段外侧，成人取髋关节下 10cm 至膝关节的范围，尤其适用于 2 岁以下的小儿。

4. 上臂三角肌注射定位方法　上臂外侧，肩峰下 2～3 横指处。

四、静脉注射技术

【目的】

1. 注入药物：用于不宜口服、皮下或肌内注射，或需迅速发挥药效者。

2. 诊断性检查：由静脉注入药物，做某些诊断性检查。

3. 输血或输液。

4. 用于静脉营养治疗。

【操作前准备】

1. 用物准备

（1）治疗车上层：注射盘、碘伏棉签、无菌干棉签、注射器、头皮针、输液贴、药物、止血带、铺好无菌治疗巾的治疗盘、弯盘、表、笔、医嘱执行单、快速手消毒液。

（2）治疗车下层：生活垃圾桶、医疗垃圾桶、锐器盒、污物桶。

2.护士准备　衣着干净整洁、着淡妆、修剪指甲、洗手、戴医用口罩。

3.环境准备　环境清洁、光线充足，温度适宜，安静。

4.药品准备　注射用赖氨匹林。

【操作步骤】

操作要点	护患沟通
1.双人核对医嘱。 2.携用物至患者床旁，核对患者信息、解释操作的目的。 3.评估患者：神志、姓名、性别、年龄、既往史、合作程度，以及注射部位及全身皮肤情况。 4.针头刺入皮肤见回血后再往前推进 0.5cm，避免在关节活动处进针。 5.推注药液不宜过快，一旦发现推药阻力增加，应检查穿刺局部有无红肿、回血。 6.拔针后灭菌敷贴覆盖针眼处，拇指按压 3～5 分钟。勿揉搓。	护士：王阿姨，您好！我是您的责任护士小李，您今天所有的护理操作由我为您完成，现在我需要核对您的身份信息，您能告诉我您的床号、姓名、年龄吗？ 患者：1 床王春芳 63 岁。 护士：王阿姨！我需要核对您的手腕带我能看看您的手腕带吗（包括姓名、年龄、住院号）？ 患者：好的。 护士：王阿姨由于您现在体温 39.3℃，遵医嘱要为您静脉注射艾比西（注射用赖氨匹林）退热。您以前有使用过此类药物吗？ 患者：使用过。 护士：您对此类药品发生过过敏吗？ 患者：没有。 护士：您曾经发生过药物过敏反应吗？ 患者：没有。 护士：您的家人有对某些药物、食物过敏的情况吗？

续表

操作要点	护患沟通
	患者：没有。
	护士：王阿姨您想静脉注射左手还是右手呢？
	患者：左手。
	护士：那我可以看看您的左手皮肤和血管情况吗？
	患者：好的。
	护士：王阿姨您的皮肤完整，无破损、瘀斑、红肿、硬结、血管充盈有弹性，适合静脉注射。
	护士：您现在一定很不舒服，所以待会您就躺在床上，我帮您打针可以吗？
	患者：好的，谢谢。
1. 环境准备：关好门窗，调整房间温度，拉好围帘或者使用屏风保护患者隐私，保证足够的光线。 2. 体位准备：舒适仰卧位。 3. 帮助患者将衣袖褪至上臂，暴露注射部位皮肤及前臂，并注意保暖。 4. 检查用物：碘伏棉签干棉签、注射器、头皮针、输液贴、药物、止血带、快速手消毒液等是否在有效期以内。	护士：王阿姨，因为操作需要暴露您的皮肤，您可能会觉得有点凉，我帮您调整好房间温度，拉好围帘，穿刺的时候会有点疼，您不要紧张，我会轻一点，推药的时候慢慢推，您忍耐一下，一会就好。 患者：好的，这样刚刚好。 护士：我现在为您准备药液，您休息一下。 患者：好的。

操作要点	护患沟通
1. 洗手、戴口罩。 2. 按要求配制艾比西（注射用赖氨匹林）贴好标签，用 5ml 空针抽取艾比西（注射用赖氨匹林）药液并连接 7 号头皮针，放药液入无菌巾内。 3. 将用物放于治疗车上并推至病人床旁，护士站在患者左侧床边。 4. 再次核对床号、姓名、年龄、住院号、腕带、床头卡、医嘱、药液浓度及剂量、给药途径。 5. 帮助患者取舒适的仰卧位。 6. 选择注射部位：手背选择充盈有弹性的血管，避开关节活动处。 7. 再次核对床号、姓名、年龄、住院号、腕带、床头卡、医嘱、药液、剂量和使用途径。 8. 排空注射器及头皮针内气体。 9. 让患者握紧拳头，护士左手拇指绷紧皮肤，右手拇指和示指持头皮针	护士：王阿姨，艾比西（注射用赖氨匹林）已经配好了，为了用药安全我需要核对您的身份信息。我可以看一下您的腕带吗？ 患者：好的。 护士：谢谢您的配合！王阿姨，我现在协助您摆好体位。请您身体平躺放松，手掌朝下平放于床面。手臂与身体呈 60°左右。 患者：好的。 护士：这个姿势还舒服吗？我帮您把衣袖褪到上臂，房间温度合适吗？如果感到冷我可以帮您把室温再调高一点。 患者：这个温度刚刚好。 护士：我现在为您扎止血带，稍微有点不舒服您忍耐一下。我们今天注射这根血管吧。我现在为您消毒皮肤，消毒液稍微有点凉。 护士：王阿姨，注射前我需要再次核对您的腕带信息。 患者：好的。 护士：王阿姨请您握紧拳头。王阿姨早餐吃过了吗？发热的时候您记得多喝点水，吃点清淡的东西，千万别饿着肚子，如果有需要我帮助的地方，您尽管告诉我（与患者沟通的同时，进行注射，分散注意力，减轻疼痛感）。

续表

操作要点	护患沟通
柄，与皮肤呈 15°～30°角进针，见回血后再往前推进 0.5cm。 10. 穿刺成功，一针见血，让患者松拳，松开止血带，输液贴固定针柄。 11. 缓慢推药，观察针眼有无肿胀、渗液。 12. 注射完毕快速拔出针头，输液贴或干棉签按压针眼处 3～5 分钟至不出血，勿揉搓。 13. 再次核对床号、姓名、年龄、住院号、腕带、床头卡、医嘱、药液浓度及剂量、给药途径。 14. 整理用物、床单位、酌情拉上床栏。 15. 告知病人注意事项。 16. 记录执行时间，并在医嘱执行单签名。 17. 规范处理用物，针头丢进锐器盒，洗手。	患者：吃过了，谢谢您的关心。 护士：王阿姨，艾比西已经注射完了，需要按压针眼 3～5 分钟，不要揉搓针眼。我再核对一下您的信息。 患者：1 床王春芳 63 岁。 护士：王阿姨谢谢您的配合，现在是上午 9：30，艾比西一般 30 分钟后会见效，30 分钟后我会过来给您测量体温。如果在此期间您出现心慌、盗汗、头晕等不适反应。您就按床旁呼叫器，我们会立即赶过来。您现在好好休息，我去为您准备后面的治疗。 患者：好的。

【注意事项】

　　1. 选择粗直、弹性好、易固定的静脉，并避开关节和静脉瓣。

2. 推注刺激性药物时，须先用生理盐水引导穿刺，避免因药物外渗而发生组织坏死。

3. 在注射过程中，间断回抽血液，确保药液安全注入血管内。

4. 根据患者年龄、病情及药物性质以适当速度注入药物，推药过程中要观察患者反应。

5. 凝血功能不良者应延长按压时间。

（薛　莹）

第四节　输液输血技术

一、密闭式静脉输液注射技术

密闭式静脉输液技术是将大量无菌溶液或药物直接输入静脉的治疗方法。

【目的】

1. 补充水分及电解质，预防和纠正水电解质酸碱平衡紊乱。

2. 增加循环血量，改善微循环，维持血压及微循环灌注量。

3. 供给营养物质，促进组织修复，增加体重，维持正氮平衡。

4. 输入药物，治疗疾病。

【操作前准备】

1. 用物准备

（1）治疗车上层：治疗盘内放消毒剂、一次性输液器、一次性注射器、无菌棉签、纱布、输液药物、急救药物、治疗巾、止血带、输液敷贴、胶布、无菌剪、弯盘、启瓶器。

（2）治疗车下层：污物桶、锐器盒、毁形剪，必要时备夹板、绷带。

2. **护士准备** 衣着干净整洁，着淡妆，修剪指甲，洗手，戴医用口罩。

3. **环境准备** 光线充足，温度适宜。

【操作步骤】

操作要点	护患沟通
1. 核对输液医嘱，检查药名、浓度、剂量及有效期等。用纱布擦去药液瓶身浮尘，检查瓶口有无松动，瓶身有无裂痕，将瓶倒置，检查药液是否浑浊，有无沉淀或絮状物。开启药瓶中心部分，常规消毒瓶口，根据医嘱加药并在瓶身上注明配药人、配药时间。 2. 携用物至患者床旁，核对患者信息、解释操作的目的。 3. 与患者沟通过程中评估患者神志、病情、血管状况、肢体活动度，并嘱其排便，协助其取舒适卧位，做好输液前准备工作。 4. 准备操作：洗手、戴口罩。取治疗巾垫于患者手部。选好穿刺点后，将止血带置于穿刺点上方 8cm 处，注意保暖。	护士：阿姨您好！我是您的责任护士小王，您今天所有的护理操作都由我来为您完成，现在要为您静脉输液，首先我需要核对一下您的信息，您能告诉我您的名字吗？ 患者：张红。 护士：好的，我看一下您的腕带。阿姨，根据医嘱我们首先为您输注艾司奥美拉唑，您以前用过这种药吗？ 患者：没有。 护士：那您对什么药物过敏吗？ 患者：没有。 护士：您家里人有对什么药物过敏的吗？ 患者：没有。 护士：那您有心脏病、高血压病吗？ 患者：没有。 护士：那我为您首选手背静脉为您进行穿刺，穿刺时可能会有点疼，但我会轻一点，请您配合我，好吗？ 患者：好的。 护士：阿姨，我现在来评估一下您的静脉情况。先为您铺垫治疗巾，请您抬一下手臂。这里的血管情况较好，比较粗直，弹性较好，又

操作要点	护患沟通
5. 再次核对药液，用 2%葡萄糖酸氯己定消毒瓶塞 2 次，打开输液器，将输液器排气针及进气针插入瓶塞至针头根部。将输液瓶倒挂于输液架上，排气至输液器乳头时关闭调节器，将针柄挂于墨菲式滴管上。患者前臂外展 30°，手指自然放松，再次确认穿刺点。取棉签，取棉签时不可触及袋口，棉签启封后应放于治疗盘内，避免跨越并注明开封时间。	避开了关节部位，那我们就选择这里进行穿刺好吗？ 患者：好的。 护士：那等会儿穿刺时，我动作会轻一点，请您放松，保持呼吸平稳，在操作过程中请您不要活动手臂，以免损伤您的血管，请您不要担心，配合我就可以了。那张阿姨，您这样躺着舒服吗？ 患者：还可以。 护士：那请您稍等，我现在准备一下用物。 护士：阿姨，我现在要为您消毒了，有些凉，请您稍微忍耐一下，手不要动。 患者：嗯，好的。
6. 以穿刺点为中心，皮肤消毒范围直径 ≥ 8cm，消毒两遍，自然待干。备输液敷贴、胶带两条。在穿刺点上方 8cm 处扎止血带。	护士：阿姨，现在我要为您进行静脉穿刺了，穿刺时可能会有点疼，请您放松，保持呼吸平稳，我会尽量轻一点。 患者：好的，我会配合的。 护士：阿姨，请您松拳，已经穿刺成功了，但请暂时保持不动，我还要为您固定。穿刺部位还疼吗？
7. 再次查对、排气，并检查输液管内空气是否排尽。关闭调节器，手持针柄使针尖斜面向上并与皮肤呈 15°～30°角进针，见回血后，压低角度，再将针头平行送入血管少许，松止血带、松拳，打开调节器。	患者：不疼。 护士：好的，您稍等。 患者：好的。 护士：阿姨，我再核对一下您的手腕带信息，好的，现在已经为您输上液了，也为您调节好了滴速，请您不要随意调节，以免给您带来

操作要点	护患沟通
8. 用输液敷贴初步固定，覆盖穿刺点，取两条胶布分别固定针柄及输液管，撤下治疗巾、止血带。根据患者年龄、病情、药物性质调节滴速。一般成人 55～80 滴／分，儿童 30～55 滴／分。对年老、体弱、婴幼儿、心肺功能差的患者及输入高渗盐水、含钾药物、升压药时输液速度宜慢；对于严重脱水、心肺功能良好者输液速度可稍快。 9. 再次核对信息，分类整理用物。洗手、脱口罩。记录输液时间、滴速，并签名，交代注意事项，协助患者取舒适体位，并感谢患者配合。 10. 正确拔针并按压：确认输液完毕后，关闭输液器，轻揭输液敷贴或胶带，用拇指和示指夹住针柄的上下面快速拔出头皮针，不能带针按压，防止针尖割伤血管。拔针后快速用手指按压，按压时间为 3～5分钟。	不适；您如果发现穿刺点红肿热痛或者有渗血渗液、敷贴有卷边等任何不适请您告知我们，我们会及时为您处理的，阿姨，您还有什么需要吗？ 患者：没有。 护士：您觉得这个体位舒适吗？ 患者：舒适。 护士：好的，如果您有什么不舒服，请您及时按呼叫器，我们会及时来看您，那您好好休息吧！谢谢您的配合，祝您早日康复！ 护士：阿姨，现在您已经输液完毕，我来为您拔针，请您用两三根手指按压住穿刺处，请按压3～5分钟。 患者：好的。

【注意事项】

1. 人文式情景护理注意事项

（1）护士在操作过程中应尊重患者，与患者做好沟通，让患者感到放松。

（2）保持房间内适宜的温湿度，避免受凉。

（3）输液过程中，注意观察患者穿刺部位及滴速。

（4）输液结束后，向患者交代拔针的注意事项。

2. 操作注意事项

（1）严格遵循查对制度、无菌操作原则、标准预防原则、安全注射和安全给药原则。

（2）避免反复穿刺，合理选择穿刺部位。

（3）严格掌握用药原则及药物配伍禁忌。

（4）输液中加强巡视，预防空气栓塞。

（5）连续输液 24 小时应更换输液管。

（6）灵活掌握操作流程：实施静脉输液过程中，步骤不必过于程式化，可与标准有所不同，前提条件是不违反无菌原则。

二、密闭式静脉输血注射技术

密闭式静脉输血注射技术是将全血或成分血如血浆、红细胞、白细胞、血小板等通过静脉输入体内的方法。

【目的】

1. 补充血容量。

2. 增加血红蛋白。

3. 供给血小板和各种凝血因子有助于止血。

4. 输入抗体、补体增强机体免疫能力。

5. 增加白蛋白维持胶体渗透压。

【操作前准备】

1. 用物准备

（1）治疗车上层：治疗盘内放消毒剂、一次性输血器、一次性注射器、无菌棉签、急救药物、治疗巾、止血带、输液敷贴、胶布、无菌剪、弯盘、启瓶器。

（2）治疗车下层：污物桶、锐器盒、毁形剪，必要时备夹板、绷带。

2. 护士准备　衣着干净整洁，着淡妆，修剪指甲，洗手，戴医用口罩。

3. 环境准备　光线充足，温度适宜。

【操作步骤】

操作要点	护患沟通
一、输血前准备 1. 备血：根据医嘱抽取患者血标本 2ml，与填写完整的输血申请单和配血单一并送入血库，做血型鉴定和交叉配血试验。采血时，不能同时采集两位患者的血标本，以免发生混淆。 2. 取血：取血前为患者测量生命体征并建立血液制品监测表，根据输血医嘱，凭取血单到血库取血，与血库人员共同认真做好三查八对。三查：血液有效期、血液的质量、输血装置是否完好，八对：床号、姓名、住院号、血袋号、血型、交叉配血结果、血量、血液的种类，确定无误后在取血单上签字。 3. 在输血科与工作人员双人查对后，将血液制品带回科室，	护士：阿姨您好！我是您的责任护士小王，您今天所有的护理操作都由我来为您完成，因为您现在血红蛋白较低，现在根据医嘱我们要来为您交叉配血，我需要核对一下您的信息，您能告诉我您的名字吗？ 患者：张红。 护士：我看一下您的手腕带。张阿姨，您以前有交叉配血过吗？ 患者：没有。 护士：好的，您稍等，我采血时会尽量轻一点，请您放松。 护士：阿姨，现在已经为您抽完血了，请您多按压一下。谢谢配合！ 患者：好的。 护士：阿姨，您好，因为您待会要输血了，我们在取血之前要为您测量生命体征，请您配合一下，好吗？ 患者：好的。

操作要点	护患沟通
血液取出后勿剧烈震荡，以免红细胞大量破坏造成溶血，如为库血，可在室温下放置15～30分钟后再输入。 4.输血前两人再次核对，确定后方可输入。	护士：阿姨，您生命体征都正常。请您先休息，我们马上到输血科为您取血。 护士：阿姨，您好，现在要为您输血了，我们需要再次核对您的信息，我能看一下您的手腕带吗？ 患者：可以。 护士：阿姨，请问您以前有输过悬浮红细胞吗？ 患者：没有。 护士：那您知道自己的血型吗？ 患者：A型。 护士：是的，您是A型血，根据医嘱需要在输血前为您肌注抗过敏的药物，我来协助您侧身。
二、间接输血法 1.再次双人查对。 2.建立静脉通道。 3.轻轻摇匀血液。 4.连接血袋进行输血。 5.操作后查对。 6.控制和调节滴速，开始速度不超过20滴/分，观察15分钟，如无不良反应根据病情调节速度，成人一般40～60滴/分。 7.如果需要输注两种以上的血液时，应在上一袋血液即将滴尽时，常规消毒生理盐水	护士：阿姨，已经为您肌内注射完药物了，现在为您输上生理盐水冲管。 护士：阿姨，已经为您输注了少量的生理盐水，现在更换为红细胞。在输血前15分钟滴速会较慢，15分钟后，我会调至正常滴速，并且会再次为您测量生命体征，在输血过程中如果有输血反应或任何不适，比如输血部位疼痛、发热、寒战、全身瘙痒、腰部疼痛等，请及时告知，我们也会及时巡视。 患者：好的。

续表

操作要点	护患沟通
瓶塞，将针头从储血袋拔出，插入生理盐水瓶中，输入少量生理盐水，然后再按与第一袋血相同的方法连接血袋继续输血。 8. 操作后处理 （1）安置卧位。 （2）将呼叫器置于患者易取的地方。 （3）整理用物。 （4）记录并完善血液制品监测表。 9. 输血完毕后的处理：输血完毕后，用剪刀将输血器针头剪下放入锐器盒，将输血管道放入医用垃圾桶，将血袋24 小时内送至输血科保留。	护士：阿姨，红细胞已经输注完毕了，您有什么不舒服吗？ 患者：没有。 护士：好的。输完血后有时会有延迟性的不良反应，请您尽量在病房休息，若有不适，请及时告知我们，并且 1 小时后，我会为您再次测量生命体征。 护士：阿姨，1 小时到了，我来为您测量生命体征。 患者：好的。 护士：生命体征都正常，请您放心！ 患者：好的。 护士：阿姨，请问您现在有什么不舒服的吗？ 患者：没有。 护士：好的，请您先休息。谢谢配合！

【注意事项】

1. 人文式情景护理注意事项

（1）护士在操作过程中应尊重患者，与患者做好沟通，让患者感到放松。

（2）向患者解释操作目的及血液制品成分，减轻患者恐惧感和陌生感。

（3）保持房间内适宜的温湿度，避免受凉。

（4）输血过程中，注意观察患者生命体征、穿刺部位。

（5）输血结束后，交代患者输血后的注意事项。

2. 操作注意事项

（1）在取血和输血过程中，要严格执行无菌操作及查对制度。在输血前，必须双人查对方可输入，避免差错事故发生。

（2）输血前后及两袋血之间需要滴注少量生理盐水，以防发生不良反应。

（3）血液内不可随意加入其他药品，如钙剂、酸性及碱性药品、高渗或低渗液体，以防血液凝集或溶解。

（4）输血过程中，一定要加强巡视，观察有无输血反应的征象，并询问患者有无任何反应，一旦出现输血反应比如发热反应、过敏反应、溶血反应等，应立即停止输血，并按照输血反应进行处理。

（5）严格掌握输血速度，对严重贫血、心衰患者应谨慎，滴速宜慢。

（6）输完的血袋送回输血科保留，以备患者输血后发生输血反应时检查分析原因。

三、静脉留置针技术

静脉留置针技术是将大量无菌溶液或药物使用外周静脉留置针输入静脉的治疗方法。

【目的】

1. 补充水分及电解质，预防和纠正水电解质酸碱平衡紊乱。

2. 增加循环血量，改善微循环，维持血压及微循环灌注量。

3. 供给营养物质，促进组织修复，增加体重，维持正氮平衡。

4. 输入药物，治疗疾病。

【操作前准备】

1. 用物准备

（1）治疗车上层：治疗盘内放消毒剂、一次性输液器、一次性注射器、无菌棉签、纱布、输液药物、急救药物、治疗巾、止血带、留置针、无菌透明敷贴、胶布、无菌剪、弯盘、启瓶器。

（2）治疗车下层：污物桶、锐器盒、毁形剪，必要时备夹板、绷带。

2. 护士准备　衣着干净整洁，着淡妆，修剪指甲，洗手，戴口罩。

3. 环境准备　光线充足，温度适宜。

【操作步骤】

操作要点	护患沟通
1. 核对输液医嘱，检查药名、浓度、剂量及有效期等。用纱布擦去药液瓶身浮尘，检查瓶口有无松动，瓶身有无裂痕，将瓶倒置，检查药液是否浑浊，有无沉淀或絮状物。开启药瓶中心部分，常规消毒瓶口，根据医嘱加药并在瓶身上注明配药人、配药时间。 2. 携用物至患者床旁，核对患者信息、解释操作目的。 3. 评估患者神志、病情、血管状况、肢体活动度，并嘱其排便，协助其取舒适卧位，做好输液前准备工作。 4. 准备操作：洗手、戴口罩。取治疗巾垫于患者手部。选好穿刺点后，将止血带置于穿刺点上方 8cm 处，注意保暖。 5. 再次核对药液，用 2% 葡萄糖酸氯己定消毒瓶塞 2 次，打开输液器，将输液器排气针及进气针插入瓶塞至针头根部。将输液瓶倒挂于输液	护士：阿姨您好！我是您的责任护士小王，您今天所有的护理操作都由我来为您完成，由于您今天下午要做胃镜检查，所以要为您穿刺留置针，首先我需要核对一下您的信息，您能告诉我您的名字吗？ 患者：张红。 护士：好的，我看一下您的手腕带。阿姨，根据医嘱，我们首先要为您输注艾司奥美拉唑，以保胃抑酸，您以前用过这种药吗？ 患者：没有。 护士：那您对什么药物过敏吗？ 患者：没有。 护士：您家里人有对什么药物过敏的吗？ 患者：也没有。 护士：那您有心脏病或高血压病吗？ 患者：没有。 护士：那今天我会为您首选手背静脉进行穿刺，穿刺时可能会有点疼，但我会轻一点，请您配合我，好吗？ 患者：好的。 护士：阿姨，我现在来评估一下您的

操作要点	护患沟通
架上,排气一次成功,关闭调节器,将针柄挂于滴壶上。打开留置针包装,轻轻松动针柄,将头皮针刺入留置针肝素帽内,打开开关,使肝素帽内充满液体关闭调节器,再将留置针挂于滴壶上。 6. 患者前臂外展30°,手指自然放松,再次确认穿刺点。取棉签,取棉签时不可触及袋口,棉签启封后应放于治疗盘内,避免跨越并注明开封时间。以穿刺点为中心,皮肤消毒范围直径≥8cm,消毒两遍,自然待干。备透明敷贴、胶带两条。在穿刺点上方8cm处扎止血带。 7. 再次查对、排气,并检查输液管内空气是否排尽。关闭调节器,手持针柄使针尖斜面向上并与皮肤呈15°～30°角进针,见回血后,压低角度,将针头再推进0.2cm,松止血带、松拳,左手缓慢退出针芯,同时右手将外套管送入血管内,打开调节器。 8. 用无菌透明敷贴做封闭式无张力固定,覆盖穿刺点及针座尾端,用手轻轻捏合塑	静脉情况。先为您铺垫治疗巾,请您抬一下手臂。这里的血管情况较好,比较粗直,弹性较好,又避开了关节部位,那我们就选择这里进行穿刺好吗? 患者:好的。 护士:那等会儿穿刺时,我动作会轻一点,请您放松,保持呼吸平稳,在操作过程中请您不要活动手臂,以免损伤您的血管,请您不要担心,配合我就可以了。那张阿姨,您这样躺着舒服吗? 患者:舒服。 护士:那请您稍等,我现在准备一下用物。 护士:阿姨,我现在要为您消毒了,有些凉,请您稍微忍耐一下,手不要动。 患者:嗯,好的。 护士:阿姨,现在我要为您进行静脉穿刺了,穿刺时可能会有点疼,请您放松,保持呼吸平稳,我会尽量轻一点。 患者:好的,我会配合的。 护士:阿姨,请您松拳,已经穿刺成功了,但请暂时保持不动,我还要为您固定。穿刺部位还疼吗? 患者:不疼。 护士:好的,您稍等,为您固定。

操作要点	护患沟通
形，取两条胶布分别固定针柄及输液管，撤下治疗巾、止血带。根据患者年龄、病情、药物性质调节滴速。一般成人 55～80 滴 / 分，儿童 30～55 滴 / 分。对年老、体弱、婴幼儿、心肺功能差的患者及输入高渗盐水、含钾药物、升压药时输液速度宜慢；对于严重脱水、心肺功能良好者输液速度可稍快。 9. 再次核对信息，分类整理用物。洗手、脱口罩。记录输液时间、滴速，并签名，交代注意事项，协助患者取舒适体位，并感谢患者配合。 10. 正确拔针并按压：确认输液完毕后，关闭输液器，轻揭透明敷贴或胶带，敷贴与皮肤成 0°或 180°角，必要时用酒精溶解粘合胶，不可用 90°去除敷料。拔针后用棉签按压 3～5 分钟。	患者：好的。 护士：阿姨，我再核对一下您的手腕带信息。阿姨，留置针已经穿刺好了，也为您调节好了滴速，请您不要随意调节，以免给您带来不适。您如果发现穿刺点红肿热痛或者有渗血渗液、敷贴有卷边等任何不适请您告知我们，我们会及时为您处理的。穿刺侧手部不能提重物，避免长时间下垂，不能碰水，以免减少留置针使用时间或感染。您还有什么不舒服吗？ 患者：没有。 护士：您觉得这个体位舒适吗？ 患者：舒适。 护士：好的，如果您有什么不舒服，请您及时按呼叫器，我也会及时来看您，那请您好日休息吧！谢谢您的配合，祝您早日康复！ 护士：阿姨，现在您已经输液完毕，我来为您拔针，请您用两三根手指按压住穿刺处，请按压 3～5 分钟。 患者：好的。

【注意事项】

1. 人文式情景护理注意事项

（1）护士在操作过程中应尊重患者，与患者做好沟通，让患者感到放松。

（2）保持房间内适宜的温湿度，避免受凉。

（3）输液过程中，注意观察患者穿刺部位及滴速等。

（4）输液结束后，仔细交代患者输液后的注意事项。

2. 操作注意事项

（1）严格遵循查对制度、无菌操作原则，标准预防原则，安全注射和安全给药原则。

（2）避免反复穿刺，合理选择穿刺部位，长期卧床患者避免选择下肢，防止血栓形成。

（3）保护留置针肢体，输液侧避免被水沾湿，避免长时间下垂及提重物。

（4）经留置针输注药物前宜通过输入或推注生理盐水确定导管在静脉内，如无回血，冲洗有阻力，应考虑留置针导管堵塞，此时应拔出留置针，切记不可强行推注，以免将凝固的血栓推入血管，形成血栓。

（5）留置针可保留 72～96 小时，留置针期间严密观察穿刺部位，及早发现并发症，如有异常，及时拔出。

（6）灵活掌握操作流程：实施静脉留置针输液过程中，步骤不必过于程式化，可与标准有所不同，前提条件是不违反无菌原则。

（王姣姣）

四、经外周中心静脉导管（PICC）置入技术

经外周静脉置入中心静脉导管（peripherally inserted central catheter, PICC）是由外周静脉（贵要静脉、肘正中静脉、头静脉等）穿刺插管，其尖端位于上腔静脉的导管。用于为患者提供中、长期的静脉输液治疗。

【目的】

1. 提供中长期静脉输液通道。

2. 减少反复静脉穿刺带来的痛苦，保护病人外周静脉。

【适应证】

1. 长时间连续输液（大于 1 周以上）或预期超过 3 个月的不定期化疗。

2. 每日取血样（建议使用 4F 或以上的导管）。

3. 周边静脉状况不良。

4. 同时给予多种静脉输液药物。

5. 使用有配伍禁忌的药物。

6. 输入高渗性或强刺激性药物（TN 或化疗药物等）。

7. 肥胖病或全身严重水肿。

8. 根据患者病情需要或本人意愿。

【慎用或禁用情况】

1. 患者预插管部位不能完成穿刺或固定。

2. 穿刺部位有感染或损伤。

3. 存在上腔静脉压迫综合征。

4. 确诊或疑似患者对器材的材质过敏。

5. 确诊或疑似导管相关性感染、菌血症、败血症。

6. 其他需要特别考虑的因素

（1）已知皮肤感染、破损。

（2）严重外周血管水肿。

（3）快速注射。

（4）患者工作经常与水接触。

（5）血液透析。

（6）血小板计数或凝血功能障碍。

7. 其他需要严格评估的条件

（1）乳房根治术或腋下淋巴结清扫的术侧肢。

（2）血管外科手术史。

（3）有放射治疗史或正在接受放射治疗。

（4）血管痉挛。

（5）有血栓形成史或目前发生血栓性静脉炎。

（6）锁骨下淋巴结肿大或有肿块侧。

（7）安装有起搏器侧。

（8）可能接受动脉-静脉造瘘术。

（9）拄拐杖。

【选择 PICC 导管的标准】

1. 专科护士应根据治疗方案及患者静脉情况进行评估，操作者能力和可获得的设备与护理资源的基础上选择导管的类型，以满足患者血管通路所需。

2. 在满足治疗方案的前提下，尽量选择管径最细、创伤性最小的导管。

3. 所有的导管均应为不透射 X 线的。

4. 护士不能改变生产厂商提供的血管通路产品的使用说明和指南。

5. 护士应具有血管通路穿刺技术的知识。

6. 选择的导管直径应小于静脉内径的 45%。

【PICC 常用穿刺部位及血管】

1. 上肢，其次为颈部、下肢。

2. 右侧，其次为左侧、颈部、下肢。

3. 肘上，其次为肘下、颈部、耳后（小儿）、腹股沟、腋下、腘窝。

4. 肱静脉、贵要静脉（首选）、肘正中静脉、头静脉、颈外静脉、颞浅静脉、腋静脉、股静脉、腘静脉。

【操作前准备】

1. 用物准备

（1）B 超机、治疗车上层：治疗盘内放消毒剂、PICC 穿刺包、导管冲洗器、无菌棉签、无菌纱布、一次性 20ml 空针、一次性 1ml 空针、输液接头、盐酸利多卡因、急救药物、治疗巾、止血带、无菌透明敷贴、胶布、无菌剪。

（2）治疗车下层:污物桶、锐器盒、毁形剪,必要时备夹板、绷带。

2.护士准备　衣着干净整洁,着淡妆,修剪指甲,洗手,医用口罩、戴医用圆帽。

3.环境准备　光线充足,温度适宜。

【操作步骤】

操作要点	护患沟通
1.查对医嘱执行单及知情同意书签署情况。二人查对后,推车携用物至床旁。 2.评估患者:神志、病情、肢体活动度,并嘱其排便,做好置管前准备工作。 3.摆体位,术肢外展与躯体呈90°,注意保暖。 4.在穿刺肢体下垫一次性防水垫巾。 5.选择穿刺部位:用超声仪器查看双侧上臂,选择最适合置管的血管→在超声探头上涂抹耦合剂→将超声探头垂直于上臂血管放置,血管成像清晰→选好血管后用记号笔在皮肤上做好标记。 6.测量导管置入长度及上臂围。 （1）从预穿刺点沿静脉走向至右胸锁关节,向下至第3肋即为导管置入长度。 （2）在肘窝上方9cm处或肩峰下15cm测量双侧上臂围。 7.手消毒。	护士:阿姨您好!我是今天的治疗护士小王,由于您要不定期进行化疗,所以我们要为您安置PICC导管,首先我需要核对一下您的信息,您能告诉我您的名字吗? 患者:张红。 护士:好的,我看一下您的手腕带。阿姨,请问您还需要上厕所吗?这项操作可能时间会稍微久一点。 患者:不需要。 护士:阿姨,这项操作需要您的全力配合,请您不要紧张,放轻松,我们动作会很轻柔的,您只要配合我们,好吗? 患者:好的。 护士:那我来协助您摆体位,请您平躺,穿刺肢体外展与躯体成90°。 患者:好的。 护士:阿姨,现在我为您手臂下垫上一张防水巾,以免操作污染您的床单。

操作要点	护患沟通
8. 打开 PICC 置管包,戴无菌手套。	患者:好的。
9. 消毒:以穿刺点为中心,75%酒精棉球消毒3遍、0.5%碘伏棉球消毒至少两遍,消毒范围为整条手臂(上至肩峰,下至手腕)。	护士:阿姨,那我们现在为您选择穿刺部位。先为您涂抹一些耦合剂,会有点凉,请您放松。 患者:好的。 护士:阿姨,已经为您选好血管了,我用记号笔做一个标记。现在我来为您测量导管需要置入的长度和臂围。
10. 取无菌治疗巾垫在术肢下,将无菌止血带放好。	
11. 脱手套,手消毒。	护士:阿姨,置入长度是40cm,臂围是28cm。
12. 穿无菌手术衣,戴无菌手套。	
13. 铺无菌大单及孔巾,覆盖术肢,暴露穿刺点。	患者:好的。 护士:阿姨,现在我要为您消毒了,您的手部暂时保持不动,好吗?
14. 助手将 2 支 20ml 注射器及 1 支 1ml 注射器打开放入无菌区内,并协助术者抽取1ml 利多卡因,20ml 生理盐水 2 支备用。	患者:好的。 护士:阿姨,现在已经消毒完毕,我再为您垫上一张治疗巾,请您轻轻将整条手臂抬起来。
15. 助手打开 PICC、MST 套件、导针器套件及输液接头外包装,将其放入无菌区内。	护士:阿姨,现在我们要准备铺无菌大单和孔巾了,因为都是无菌物品,为了防止污染,所以铺巾之后您尽量保持不动,如果有哪里不舒服的,请您告知我们,我们会为您处理的,好吗?
16. 检查导管完整性并用生理盐水预冲及浸润导管、减压套筒、延长管、输液接头。	
17. 将预冲好的 PICC 导管及置管用物放于术者旁无菌区内。	
18. 助手在超声探头上涂抹适量耦合剂,并协助罩上无菌保护套。 注意: (1) 将探头和导线套入保护套	患者:好的,我会配合的。 护士:阿姨,已经铺巾完毕,现在我们要开包 PICC,并做好穿刺准备。请您稍微休息一下,放轻松。

续表

操作要点	护患沟通
内，保护套四周不要触碰探头上的耦合剂。	患者：好的。
（2）耦合剂与保护套充分贴合，不要有气泡。	护士：阿姨，我在预穿刺点上涂一点耦合剂，有点凉。
（3）使用无菌皮筋固定保护套。	患者：好的。
（4）将套好无菌保护套的导线妥善放置在无菌区域内。	护士：阿姨，那我们现在准备穿刺了。请您轻轻握拳，手臂保持不动。
（5）在预穿刺点皮肤上涂抹一层无菌耦合剂。	患者：好的。
	护士：阿姨，稍微有点疼痛感，请您稍微忍耐一下，好吗？
19. 穿刺	患者：好的。
（1）选择与血管深度符合的导针架紧密安装到探头上（徒手穿刺则不需要系止血带），将穿刺针放入导针架，针尖斜面朝向探头，确保穿刺针针尖在导针架内，将探头垂直置于预穿刺血管上，使屏幕的圆点标记在预穿刺血管中心。	护士：阿姨，已经穿刺进血管了，请您轻轻松拳。现在要将导丝送入血管，手臂请继续保持不动。
	患者：好的。
	护士：阿姨，现在在穿刺部位为您注射少许麻药，会有点疼痛感，请您忍耐一下。
（2）边看超声仪屏幕，边缓慢穿刺，当针尖的亮点进入血管后，观察针鞘中的回血。	护士：阿姨，现在要将扩张器送入血管，您会感觉有点胀痛，请您放轻松。我会尽量轻柔的。
（3）见回血后，固定穿刺针，使针与导针架缓慢分离。	患者：好的。
（4）降低穿刺针角度，将导丝沿穿刺针送入血管 10～15cm，松止血带。	护士：阿姨，我现在要将导管送入血管，为了避免导管异位，助手会协助您一起将头转向穿刺侧肩部，并且将下颌尽可能贴近肩部。
（5）将穿刺针缓慢回撤，只留下导丝在血管中，按压止血。	患者：好的。
（6）在穿刺点旁局麻，从穿刺点沿导丝向外上扩皮。	护士：阿姨，导管已经到达预计长度，可以将头部恢复原位了。

操作要点	护患沟通
（7）将扩张器及导入鞘沿导丝缓慢送入血管，并在下方垫无菌纱布。	护士：阿姨，现在助手会在您的颈部涂一些耦合剂以初步检查导管是否异位。
（8）用 V 形手法按压导入鞘前方血管及导入鞘翼部，将导丝及扩张器一同撤出。	患者：好的。 护士：阿姨，暂时没有看见异位。 护士：阿姨，现在我为您修剪导管长度，会在体外留 5cm，以方便
20. 固定好导入鞘，将导管沿导入鞘以 2cm/ 次的速度缓慢、匀速送入，同时嘱病人向穿刺侧转头，并将下颌贴近肩部，以防止导管误入颈内静脉，导管到达预定长度后嘱病人将头恢复原位。	安装连接器。您平时也能观察外留的长度，看是否有脱出。 患者：好的。 护士：阿姨，我为您清洁一下穿刺点周围皮肤，方便安装一个思乐扣，专门固定 PICC 导管。
21. 拔出导入鞘：送管至预定长度后，撤出并远离穿刺点，撕裂导入鞘。	患者：好的。 护士：阿姨，现在我为您在穿刺点放置一块小纱布，再贴上透明敷贴，这样便于观察穿刺处有无
22. 助手用超声探头检查颈内静脉，初步判断导管是否异位。	渗血渗液。由于您凝血功能不是很好，我们用弹力绷带为您
23. 撤出支撑导丝：将导管与导丝的金属柄分离，一手固定导管，一手平行缓慢撤出导丝。	加压包扎导管，后面我们会来为您减压绷带的。 患者：好的。
24. 修剪导管长度：保留体外 5cm 导管以便安装连接器，以无菌剪刀剪断导管，注意不要剪出斜面或毛碴。	护士：阿姨，现在整个操作已经完毕，我为您讲一讲注意事项，今天是穿刺的第一天，您的穿刺侧手臂不能提重物，不能过度活
25. 安装连接器：先将导管穿过减压套筒，与延长管上的金属柄连接，注意一定要推进到底导管不能起褶；将翼形	动，可以进行握拳练习；第二天和第三天，穿刺侧手臂可以外展，进行功能锻炼，后面若无特殊，可以正常活动，但是

续表

操作要点	护患沟通
部分的倒钩和减压套筒上的沟槽对齐，锁定两部分。 26. 抽回血和冲封管：抽回血确认穿刺成功，然后用 20ml 生理盐水脉冲式冲管，导管末端连接无针输液接头并正压封管。 27. 安装思乐扣：①撕去孔巾；②清洁穿刺点周围皮肤；③皮肤保护剂擦拭预固定部位；④调整导管位置；⑤安装思乐扣。 28. 粘贴透明敷料：在穿刺点放置 2cm×2cm 小纱布，无张力粘贴 10cm×10cm 以上无菌透明敷料；无菌胶带蝶形交叉固定导管及透明敷料，再以胶带横向固定贴膜下缘。 29. 助手在记录胶贴上标注 PICC 穿刺日期、穿刺者姓名、外露长度，贴于贴膜侧缘。 30. 助手酌情应用弹力绷带加压包扎固定导管，协助病人取舒适卧位，整理床单位。 31. 初步整理用物，脱手套、脱手术衣（助手协助），手消毒。 32. 向患者及家属交代置管后注意事项。 33. 推车回治疗室，整理用物，垃圾分类处理，洗手。	穿刺处不能碰水打湿，避免发生导管感染。一般情况下我们会每隔一周为穿刺处换药，特殊情况比如穿刺处有渗血渗液、敷贴卷边、过敏等情况及时更换。您平时有什么不舒服请告知我们，我们会及时为您处理的。那您看还有什么需要吗？ 患者：没有了。 护士：感谢您的配合，祝您早日康复！ 护士：阿姨，您拍的 X 线片结果出来了，导管尖端位置是正常的，请您放心。 患者：好的。

续表

操作要点	护患沟通
34. 在执行单上签名及执行时间，书写护理记录及置管维护记录，并保留导管条形码，粘贴于知情同意书上。	
35. 拍 X 线片，确认导管尖端位置并记录。	

【注意事项】

1. 人文式情景护理注意事项

（1）护士在操作过程中应尊重患者，与患者做好沟通，让患者感到放松。

（2）保持房间内适宜的温湿度，避免受凉。

（3）置管过程中，注意观察患者神智、面部表情等。

（4）置管结束后，仔细交代患者置管后的注意事项。

2. 操作注意事项

（1）严格遵循无菌原则及手卫生操作规程。

（2）超声下评估血管时，注意严格区分动静脉，避免误穿动脉。

（3）测量长度要准确，避免导管进入右心房引起心律失常。

（4）穿刺成功送入导丝时，动作轻柔，确保导丝无卷曲，导丝不得反方向送入。

（5）导丝在体外一定要预留至少 15cm，避免滑入体内。

（6）沿导丝方向扩皮，避免损伤导丝和血管；如遇送管困难，不可强行送管。

（7）应轻柔抽去导丝，以免破坏导管及导丝的完整。

（8）禁用小于 10ml 的注射器，以免损坏导管。

（9）禁止在导管上贴胶带，透明敷料应全部覆盖体外导管及导管固定器。

（10）PICC 置管应使用无粉无菌手套，如使用有粉无菌手套必须在接触导管前用生理盐水冲洗无菌手套并擦干。

（邹春莉）

五、经外周中心静脉导管（PICC）维护技术

（一）PICC 更换输液接头、敷料操作规范

【目的】

1. 预防感染减少并发症。

2. 延长导管在体内的留置时间。

【操作前准备】

1. 用物准备

（1）治疗车上层：治疗盘内放消毒剂、剪刀、PICC 换药包、导管冲洗器、无菌透明敷贴、卷尺、无菌棉签、无菌纱布、输液接头、治疗巾。

（2）治疗车下层：污物桶、生活垃圾桶、锐器盒、毁形剪，必要时备夹板、绷带。

2. 护士准备　衣着干净整洁，着淡妆，修剪指甲，洗手，医用口罩、戴医用圆帽。

3. 环境准备　光线充足，温度适宜。

【操作步骤】

基本程序：冲洗导管→更换输液接头→冲封导管→更换透明敷料。

操作要点	护患沟通
1. 洗手、戴口罩、查对医嘱、维护手册。 2. 检查无菌物品有效期。 3. 携用物至病人床旁，进行查对，向病人解释操作目的，以取得合作。	护士：阿姨，您好，我是今天的治疗护士小王，为了预防感染，我们要为您进行 PICC 导管换药，首先我需要核对一下您的信息，您能告诉我您的名字吗？

操作要点	护患沟通
4. 评估患者：神志、病情、肢体活动度，并嘱其排便，做好换药前准备工作。	患者：张红。 护士：好的，我看一下您的手腕带。阿姨，请问您还需要上厕所吗？这项操作时间会稍微久一点。
5. 评估（穿刺点、输液接头、导管、敷料、皮肤）。	
6. 用测量尺测量臂围，与第一次测量定位对比。	患者：不需要。 护士：那我先为您手臂下铺一张治疗巾，保护换药部位清洁且以免污染床单位，请手臂外展90°。
7. 揭开固定输液接头的胶布，如有胶痕给予清除。	
8. 手消毒。	
9. 准备冲管液，打开预冲注射器，释放压力（或按照无菌操作方法抽取生理盐水）备用。	患者：好的。 护士：阿姨，我评估一下您的导管情况，穿刺点无渗血渗液，输液接头内部清洁，导管外端完好无破损，敷贴无卷边，穿刺处周围皮肤情况良好，无过敏，请您放心。
10. 使用酒精棉片（或酒精棉签），顺、逆时针消毒接头横截面及侧面2次，给予用力多方位擦拭15秒。	
11. 冲洗导管 （1）连接预冲注射器（或抽好10ml生理盐水注射器）。	
（2）回抽回血，判断导管的通畅性。	患者：好的。 护士：那我再帮您测量一下臂围。
（3）用脉冲方式冲洗导管。	患者：好的。
12. 准备输液接头：打开预冲注射器，释放压力（或按照无菌操作方法抽取生理盐水）连接新输液接头，预冲输液接头待用。	护士：臂围与初始长度一致，那我现在为您清理胶痕。
	患者：好的。
13. 更换输液接头 （1）卸下旧输液接头。	护士：阿姨，现在我要为您的导管消毒了，请您的手部暂时保持不动，好吗？
（2）使用酒精棉片（或棉签），顺、逆时针消毒接头横截面及侧面2次，给予用力多方位擦拭15秒。	患者：好的。 护士：阿姨，我现在需要冲洗一下导管，会推注生理盐水，

续表

操作要点	护患沟通
（3）连接新的输液接头及预冲注射器。	可能您会感觉有点凉。
	患者：好的。
（4）冲洗导管后，正压方式封管。	护士：阿姨，回血很好，导管很通畅。请您放心。
14. 更换透明敷料	
（1）去除透明敷料外胶带。	患者：好的。
（2）0°或180°角松解敷料。	护士：阿姨，现在我为您更换输液接头。
（3）方向：顺导管走行方向去除原有透明敷料。	
	患者：好的。
（4）用松节油棉签充分浸润、溶解思乐扣固定装置下方的粘合剂。	护士：阿姨，新的输液接头已为您换好了，接下来，更换透明敷料。
（5）除拆旧思乐扣：脱离、卸除。	
脱离：轻轻打开锁扣，小心从锁扣上移开导管。	患者：好的。
卸除：将思乐扣固定装置从皮肤上移开。	护士：阿姨，因为敷贴与皮肤的粘合度比较好，所以撕除敷贴时会有疼痛感，请您忍耐一下，我会尽量动作轻柔的。
（6）将导管用纸胶布固定在患者前臂。	
（7）手消毒。	患者：好的，轻微疼痛感我能忍受。
（8）将无菌思乐扣投入换药包内。	
（9）戴无菌手套。	护士：阿姨，我再为您铺一张无菌治疗巾，因为是无菌的，避免污染，请您的手臂暂时保持不动。
（10）铺无菌治疗巾，左手持纱布覆盖在输液接头部位，轻向上提起导管，右手持酒精棉片一张，避开穿刺点直径1cm处，顺时针去脂、消毒，范围以穿刺点为中心直径20cm（大于贴膜的面积）再取第二张棉片以同样的方法逆时针消毒皮肤。	
	患者：好的。
	护士：我准备为您消毒皮肤了，可能穿刺点遇到消毒液会有疼痛感，这种轻微疼痛是正常的，请您稍稍忍耐，好吗？
（11）酒精完全待干后，取洗必泰棉棒一根，放平导管，先轻压穿	患者：好的。

操作要点	护患沟通
刺点 5 秒，再以穿刺点为中心顺时针消毒皮肤，取第二根洗必泰棉棒先轻压穿刺点 5 秒，再消毒导管正反面，第三根棉签轻压穿刺点 5 秒，再以穿刺点为中心逆时针消毒皮肤。范围以穿刺点为中心直径≥15cm。 （12）消毒皮肤自然完全待干，涂抹皮肤保护剂，待干 15 秒。 （13）将体外导管摆放成弧形（S、L 或 U 形），肘上置管逆血管方向，肘下置管顺血管方向。 （14）使用思乐扣固定法：皮肤处理、按压、撕开、贴放；贴思乐扣部位涂抹皮肤保护剂，待干 15 秒；将导管安装思乐扣的立柱上，折叠锁扣，按压锁定，调整导管摆放位置，在皮肤上方依次撕除思乐扣的背胶纸；将按思乐扣上箭头指向穿刺点方向，贴于皮肤上。 （15）用 10cm×10cm 以上透明敷料无张力粘贴，按塑形导管部分，再压平周围透明敷料。 ＊注意：使用思乐扣，透明敷料应完全覆盖住思乐扣；如未使用思乐扣，敷料应覆盖外延长管翼部的一半。 （16）脱手套。 （17）使用三条胶布加强固定：第一条贴于贴膜与思乐扣（或外延	护士：阿姨，消毒液已经干了，现在为您涂抹皮肤保护剂。 患者：好的。 护士：阿姨，现在要固定思乐扣了，手臂请继续保持不动。 患者：好的。 护士：阿姨，您有不适吗？ 患者：没有。 护士：好的，那现在为您粘贴透明敷料了。 患者：好的。 护士：阿姨，敷贴固定好了，您觉得紧绷吗？ 患者：没有。 护士：阿姨，我用三条胶带为您加强固定导管，以免滑脱。 患者：好的。 护士：阿姨，我已经在敷料上贴上了写好的换药日期、换药人和外露长度，这样便于我们观察。最后我用纱布块把输液接头固定在您手臂上，避免接头污染和异位。 患者：好的。 护士：阿姨，我们会随时来观察您的导管有无异常，如果您自己发现或感觉有任何不适，请及时告知我们，

续表

操作要点	护患沟通
长管翼部）的边缘，第二条从外延长部分向上交叉固定，第三条固定于第二条胶布上。 （18）记录胶带纵向贴在透明敷料两边，并标注操作者姓名、日期、PICC外露长度。 （19）用无菌纱布包裹输液接头，固定在患者手臂上。 15.洗手，整理用物及床单位，向病人交代注意事项。 16.回治疗室，在维护单上签名及时间，填写PICC维护记录单。	我们会及时为您处理。您还有什么需要吗？ 患者：没有。 护士：感谢您的配合！祝您早日康复！

【注意事项】

1. 禁止使用小于10ml的注射器冲管、给药。

2. 抽回血不可抽至输液接头及注射器内。

3. 要采用脉冲式正压封管，以防止血液反流进入导管。

4. 可以加压输液或输液泵给药，但不能用于高压注射泵推注造影剂。

5. 去除敷料时要自下而上，切忌将导管带出体外，去除敷料时尽可能不要污染贴膜下皮肤及导管。

6. 勿用酒精棉签直接消毒穿刺点和导管。

7. 将体外导管放置成弯曲，以降低导管张力，避免导管移动。

8. 严格无菌操作，敷料要完全覆盖体外导管，以免引起感染。

9. 如发现污染、患者出汗多及敷料卷边时，应及时更换透明敷料。

10. 使用碘伏消毒，一定完全待干后再覆盖敷料。

11. 使用普通前端开口导管建议使用封管夹。

（二）PICC 导管输液的操作规范

【操作前准备】

1. 用物准备

（1）治疗盘内放消毒剂、一次性输液器、带螺旋口的输液器或连接装置、10ml 生理盐水注射器或 10ml 预冲式导管冲洗器。无菌棉签、纱布、输液药物、急救药物、胶布、无菌剪、弯盘、启瓶器。

（2）治疗车下层：污物桶、锐器盒、毁形剪，必要时备夹板、绷带。

2. 护士准备　衣着干净整洁，着淡妆，修剪指甲，洗手，医用口罩。

3. 环境准备　光线充足，温度适宜。

4. 操作流程　输液具体流程见静脉输液。

【操作步骤】

操作要点	护患沟通
1. 核对医嘱及药物信息，查对无误后，携用物至床旁。 2. 消毒剂选择：推荐选用 75% 的酒精棉片或 2% 葡萄糖酸氯己定醇溶液消毒，使用含碘消毒剂时务必将碘去除干净，防止连接时不慎将消毒剂带入体内。 3. 消毒时间：应在 15 秒以上，相当于一首生日快乐歌的时间。	护士：阿姨，您好！我是今天的治疗护士小王，现在遵医嘱来为您输注××药物，请问您叫什么名字？ 患者：张红。 护士：我能看一下您的手腕带吗？ 患者：好的。 护士：阿姨，您还需要上厕所吗？ 患者：不需要。 护士：好的，我先评估一下您的导管好吗？ 患者：好的。 护士：阿姨，您的导管维护得很好，那

续表

操作要点	护患沟通
4. 消毒要求：应用力擦拭，不得遗漏螺旋口处。	我现在为您输液了。 患者：好的。
5. 回抽：连接生理盐水注射器或预冲式导管冲洗器回抽，观察有无回血。小心勿将血液抽到输液接头及注射器内。如无回血说明导管通畅性改变，严禁使用导管输液。	护士：我先为您输液接头消毒。需要大约20秒时间。 患者：好的。 护士：阿姨，回抽见回血。导管通畅。 患者：好的。 护士：阿姨，已经为您连接液体，我需要再次查看您的腕带。
6. 连接：按无菌原则连接输液器或连接装置，将螺旋口拧紧，防止松脱。	患者：好的。 护士：阿姨，已经为您输上液了，速度也已经调节好了，请您不要随意调节，以免发生不适。
7. 调速：根据患者病情、药物要求、治疗要求调节输液速度。	患者：好的。
8. 加强巡视：观察输液速度的变化，防液体走空发生回血或药物沉积发生堵管。	护士：阿姨，如果您在输液过程中 PICC 导管有任何异常，或者输液反应请您及时告知我们，我们也会巡视的。 患者：好的。
9. 健康教育：动作幅度不宜过大，以免外力造成导管脱出。	护士：那您还有什么需要吗？ 患者：没有。 护士：好的，谢谢您的配合！

【注意事项】

1. 人文式情景护理注意事项

（1）护士在操作过程中应尊重患者，与患者做好沟通，让患者感到放松。

（2）保持房间内适宜的温湿度，避免受凉。

（3）换药及输液过程中，注意观察导管有无异常。

（4）换药及输液结束后，仔细交代患者管道及输液的注意事项。

2. 操作注意事项

（1）严格遵循无菌原则及手卫生操作规程。

（2）检查导管情况完好且有回血方可输液。

（3）注意调节滴速。

（4）交代注意事项。

六、经中心静脉导管（CVC）置入技术

经皮穿刺中心静脉导管（central venous catheter，CVC）是指经颈内静脉、锁骨下静脉和股静脉等进行穿刺，沿血管走向直至上腔静脉的插管。为将导管相关的并发症风险降低到最低，INS 推荐的最佳置管部位是锁骨下静脉。

【目的】

1. 提供中长期静脉输液通道。

2. 减少反复静脉穿刺带来的痛苦，以保护病人外周静脉。

【适应证】

1. 快速静脉输液、输血或血液制品补充血容量，快速给药。

2. 血流动力学监测（测量中心静脉压）或肺动脉导管。

3. 为长期胃肠道外营养提供途径。

4. 血液透析、血液滤过和血浆置换等血液净化治疗。

5. 给外周静脉差的病人提供静脉通路。

6. 长期给药，如肿瘤病人输注化疗药物。

7. 特殊用途，如安装心脏起搏器等。

8. 抽除气栓。

【慎用或禁用情况】

1. 无绝对禁忌证，相对禁忌证为穿刺部位的感染、创伤或静脉血栓形成。

2. 有严重出凝血功能障碍时，慎用锁骨下静脉部位穿刺，

最好在其纠正后再穿刺。

【操作前准备】

1.CVC 的规格型号

（1）单腔：14G/16G/18G/20G。

（2）双腔：4Fr/5Fr/7Fr/8Fr。

（3）三腔：5.5Fr/7Fr/8.5Fr。

（4）四腔：8.5Fr。

2.CVC 常用穿刺部位 颈内静脉、股静脉、锁骨下静脉、颈外静脉、头静脉和腋静脉。

3.用物准备

（1）B 超机、治疗车上层：治疗盘内放消毒剂、CVC 穿刺包、导管冲洗器、无菌棉签、无菌纱布、一次性 20ml 空针、一次性 1ml 空针、输液接头、盐酸利多卡因、急救药物、治疗巾、止血带、无菌透明敷贴、胶布、无菌剪。

（2）治疗车下层：污物桶、锐器盒、毁形剪。

4.护士准备 衣着干净整洁，着淡妆，修剪指甲，洗手，医用口罩、戴医用圆帽。

5.环境准备 光线充足，温度适宜。

【操作步骤】

操作要点	护患沟通
1.查对医嘱执行单及知情同意书签署情况。二人查对后，推车携物至床旁。 2.评估患者：神志、病情、肢体活动度，并嘱其排便，做好置管前准备工作。 3.摆体位，病人头转向左侧，轻度后仰，置病人于头仰卧位，注意保暖。	护士：阿姨您好！我是今天的治疗护士小王，由于您要不定期进行化疗，所以我们要为您安置 CVC 导管，首先我需要核对一下您的信息，您能告诉我您的名字吗？ 患者：张红。 护士：好的，我看一下您的手腕带。阿姨，请问您还需要上厕所吗？这项操作可能时间会稍微久一点。

操作要点	护患沟通
4. 术者洗手、穿无菌手术衣及戴手套，皮肤消毒铺单，显露锁骨上切迹、锁骨、下颌骨下缘、胸锁乳突肌外缘和乳突，定位于乳突与胸锁乳突肌胸骨头连线的中点，可由胸锁乳突肌内侧进入颈内静脉（前路法）或在胸锁乳突肌二头顶点的内侧进入（中央法），避免误穿颈外静脉。 5. 用 1％利多卡因 1～2ml 局部浸润麻醉，手指轻柔地扪及颈总动脉，在动脉外侧将引导针与皮肤成 15°～30°进针，大致指向同侧腋窝（前路法）或乳头（中央法）直至回抽出静脉血。 6. 拔出引导针，再用 18G 穿刺针（或经静脉套管）以相同部位、角度和深度刺入。当进入血管或置管时，用注射器抽吸血液应顺畅；松开、然后拔除注射器（抽吸再次证实）。在心电监护下通过穿刺针或套管置入导丝，沿导丝拔除穿刺针（或套管），可用	患者：不需要。 护士：阿姨，这项操作需要您的全力配合，请您不要紧张，放轻松，我们动作会很轻柔的，您只要配合我们，好吗？ 患者：好的。 护士：那我来协助您摆体位，请您平躺，将头转向左侧，轻度后仰。 患者：好的。 护士：阿姨，现在我为您穿刺部位皮肤消毒，并且需要铺无菌单，请您配合，尽量保持不动。 患者：好的。 护士：阿姨，现在需要为您在穿刺部位注射一些麻药，可能会有点痛，请您稍微忍耐一下，好吗？ 患者：好的。 护士：阿姨，现在准备穿刺了，如果疼痛感明显，请您告知我，为了保证穿刺成功率，在穿刺期间，请您尽量保持不动，若有不适，请您告诉我们，我们尽量为您处理，好吗？ 患者：好的，我会配合的。 护士：阿姨，现在已经穿刺完毕了，请问您有什么不舒服的吗？ 患者：没有。 护士：好的，请您稍等，我为您固定导管。 患者：好的。

续表

操作要点	护患沟通
刀片将穿刺口扩大。一边轻按压住穿刺口皮肤，一边沿导丝送入扩张套管，旋转扩张套管可能有利于置入。然后一边送入中心静脉导管，一边拔除导丝，导管和输液端口排出残气后，用肝素盐水冲洗。固定导管于皮肤上，盖好敷料。 7. 初步整理用物，脱手套，脱手术衣（助手协助），手消毒。 8. 向患者及家属交代置管后注意事项。	护士：阿姨，现在操作已经全部结束了，我为您讲一讲注意事项，您的穿刺侧颈部不能过度活动，可以轻轻转头；但是穿刺处不能碰水打湿，避免发生导管感染。一般情况下我们会每周为穿刺处换两次药，特殊情况比如穿刺处有渗血渗液、敷贴卷边、过敏等情况及时更换。您平时有什么不舒服请告知我们，我们会及时为您处理的。那您看还有什么需要吗？ 患者：没有了。 护士：感谢您的配合，祝您早日康复！

【注意事项】

1. 人文式情景护理注意事项

（1）护士在操作过程中应尊重患者，与患者做好沟通，让患者感到放松。

（2）保持房间内适宜的温湿度，避免受凉。

（3）置管过程中，注意观察患者神志、面部表情等。

（4）置管结束后，仔细交代患者置管后的注意事项。

2. 操作注意事项

（1）严格遵循无菌技术原则，防止感染。

（2）保持局部皮肤干燥，覆盖穿刺部位的无菌透明敷料应定期更换，有渗液、潮湿、卷边、松脱时应及时更换。同时认真观察置管处皮肤，及时发现感染征象并做处理。

（3）粘贴导管时应用高举平台法，避免导管压迫皮肤且不易松动，防止滑脱。

（4）加强巡视，及时更换液体，防止液体走空，预防空气栓塞。仔细检查输液系统的各个连接点，妥善固定，使其不漏气、不脱落。

（5）开放静脉前必须先抽回血，确保导管在静脉内方可输液或静脉推注。

（6）严格交接，做到床旁交接，交接内容包括CVC插入深度，固定情况，是否通畅，三通开关是否正确，各管道衔接是否紧密。

七、经中心静脉导管（CVC）维护技术

（一）CVC更换输液接头、敷料操作规范

【目的】

1. 保持CVC导管通畅。

2. 预防感染。

【操作前准备】

1. 用物准备

（1）治疗车上层：治疗盘内放消毒剂、换药包、导管冲洗器、无菌棉签、无菌纱布、输液接头、治疗巾、无菌透明敷贴、胶布、无菌剪。

（2）治疗车下层：污物桶、锐器盒、毁形剪。

2. 护士准备　衣着干净整洁，着淡妆，修剪指甲，洗手，医用口罩。

3. 环境准备　光线充足，温度适宜。

【操作步骤】

基本程序：冲洗导管→更换透明敷料、思乐扣→冲封导管→更换输液接头。

操作要点	护患沟通
1. 洗手、戴口罩、查对医嘱、维护手册。 2. 检查无菌物品有效期。 3. 携用物至病人床旁，进行查对，向病人解释操作目的，以取得合作。 4. 协助患者取舒适体位，暴露操作视野，有利于观察穿刺点，观察导管外露部分的长度并记录。 5. 去除原有贴膜（从上向下，顺着导管走向，避免牵拉导管）；再次观察穿刺点，观察导管外露部分的长度。 6. 快速手消毒 15 秒，打开换药包，将注射器、输液接头以无菌技术投放至换药包内，戴无菌手套。 7. 以穿刺点为中心，至少消毒二遍或遵循消毒剂使用说明书，直径大于15cm，自然待干。取皮肤保护膜由中心向外以螺旋式擦拭。 8. 使用导管固定装置和透明敷料妥善固定；标注更换敷料时间和操作者的姓名，以及导管外露长度。	护士：阿姨您好！我是今天的治疗护士小王，为了预防感染，所以我们要为您进行 CVC 导管换药，首先我需要核对一下您的信息，您能告诉我您的名字吗？ 患者：张红。 护士：好的，我看一下您的手腕带。阿姨，请问您还需要上厕所吗？这项操作可能时间会稍微久一点。 患者：不需要。 护士：那我先为您肩颈处垫一张治疗巾，保护换药部位清洁且以免污染床单位，头尽量往对侧转，以暴露穿刺处，便于观察及操作。 患者：好的。 护士：阿姨，我先评估一下您的导管情况，穿刺点无渗血渗液，输液接头内部清洁，导管外端完好无破损，敷贴稍微有点卷边，穿刺处周围皮肤情况良好，无过敏及静脉炎。 患者：好的。 护士：阿姨，我现在为您清理胶痕。 患者：好的。 护士：阿姨，现在我要为您的导管消毒了，请您的颈部暂时保持不动，好吗？ 患者：好的。 护士：阿姨，因为敷贴与皮肤的粘合度比较好，所以撕除敷贴时会有疼痛感，请您忍耐一下，我会尽量动作轻柔的。

续表

操作要点	护患沟通
9. 关闭 CVC 导管夹，取下原有输液接头，用消毒棉片用力擦拭导管口中心及螺旋口 15 秒（横断面及螺口外均要消毒），待干：连接已排气接头，连接冲封管液，回抽确认导管通畅，并抽出残余气体，进行脉冲式正压封管，固定接头。	患者：好的。 护士：阿姨，已经为您消毒完毕，我将导管固定装置安装好了，贴上敷贴就行了，请您放心。 患者：好的。 护士：阿姨，现在我为您更换输液接头，需要冲洗一下导管，会推注生理盐水，可能您会感觉有点凉。 患者：好的。 护士：阿姨，新的输液接头已为您换好了。
10. 协助患者取舒适体位，整理床单位，规范处置用物，测量臂周长，洗手，记录，宣教。	患者：好的。 护士：阿姨，已经为您换药完毕了，平时颈部活动请尽量轻柔，如若发现管道有任何异常请及时告知我们。现在您觉得颈部有什么不适吗？ 患者：没有。 护士：好的，那您看还有什么需要吗？ 患者：没有。 护士：感谢您的配合，祝您早日康复！

【注意事项】

1. 严格遵循无菌技术原则，防止感染。

2. 保持局部皮肤干燥，覆盖穿刺部位的无菌透明敷料应定期更换，有渗液、潮湿、卷边时应及时更换；同时认真观察置管处皮肤，及时发现感染征象并做处理。

3. 粘贴导管时应用高举平台法，避免导管压迫皮肤且不易松动，防止滑脱。

4. 加强巡视，及时更换液体，防止液体走空，预防空气栓塞。仔细检查输液系统的各个连接点，妥善固定，使其不漏气、不脱落。

5. 开放静脉前必须先抽回血，确保导管在静脉内方可输液或静脉推注。

6. 严格交接，做到床旁交接，交接内容包括CVC插入深度，固定情况，是否通畅，三通开关是否正确，各管道衔接是否紧密。

（二）CVC导管输液的操作规范

【目的】

1. 保持CVC导管通畅。

2. 减少反复静脉穿刺带来的痛苦，以保护病人外周静脉。

【操作前准备】

1. 用物准备

（1）治疗盘内放消毒剂、一次性输液器、带螺旋口的输液器或连接装置、10ml生理盐水注射器或10ml预冲式导管冲洗器。无菌棉签、纱布、输液药物、急救药物、胶布、无菌剪、弯盘、启瓶器。

（2）治疗车下层：污物桶、锐器盒、毁形剪。

2. 护士准备　衣着干净整洁，着淡妆，修剪指甲，洗手，医用口罩。

3. 环境准备　光线充足，温度适宜。

4. 操作流程　输液具体流程见静脉输液。

【操作步骤】

操作要点	护患沟通
1. 核对医嘱及药物信息，查对无误后，携用物至床旁。 2. 消毒剂选择：推荐选用75%的酒精棉片或2%葡萄糖酸氯己定醇溶液消毒，使用含碘消毒剂时务必将碘去除干净，防止连接时	护士：阿姨，您好！我是今天的治疗护士小王，现在遵医嘱来为您输注××药物，请问您叫什么名字？ 患者：张红。 护士：我能看一下您的手腕带吗？ 患者：好的。

操作要点	护患沟通
不慎将消毒剂带入体内。	护士：阿姨，您还需要上厕所吗？
3. 消毒时间：应在 15 秒以上，相当于一首生日快乐歌的时间。	患者：不需要。 护士：好的，我先评估一下您的导管好吗？
4. 消毒要求：应用力擦拭，不得遗漏螺旋口处。	患者：好的。 护士：阿姨，您的导管维护得很好，那
5. 回抽：连接生理盐水注射器或预冲式导管冲洗器回抽，观察有无回血。小心勿将血液抽到输液接头及注射器内。如无回血说明导管通畅性改变，严禁使用导管输液。	我现在为您输液了。 患者：好的。 护士：我先为输液接头消毒。需要大约 20 秒时间。 患者：好的。 护士：阿姨，回抽见回血。导管通畅。 患者：好的。
6. 连接：按无菌原则连接输液器成连接装置，将螺旋口拧紧，防止松脱。	护士：阿姨，已经为您连接液体，我需要再次查看您的腕带。 患者：张红。
7. 调速：根据患者病情、药物要求、治疗要求调节输液速度。	护士：好的。阿姨，已经为您输上液了，速度也已经调节好了，请您不要随意调节，以免发生不适。
8. 加强巡视：观察输液速度的变化，防止液体走空发生回血或药物沉积发生堵管。	患者：好的。 护士：阿姨，如果您在输液过程中 CVC 导管有任何异常，或者输液反应如发热、发冷，请您及时告知我们，我们也会巡视的。
9. 健康教育：动作幅度不宜过大，以免外力造成导管脱出。	患者：好的。 护士：那您还有什么需要吗？ 患者：没有。 护士：好的，谢谢您的配合！

【注意事项】

1. 人文式情景护理注意事项

（1）护士在操作过程中应尊重患者，与患者做好沟通，让患者感到放松。

（2）保持房间内适宜的温湿度，避免受凉。

（3）输液过程中，注意观察导管有无异常。

（4）输液结束后，仔细交代患者置管后的注意事项。

2. 操作注意事项

（1）严格遵循无菌原则及手卫生操作规程。

（2）检查导管情况完好且有回血方可输液。

（3）注意调节滴速。

（4）交代注意事项。

（赵　蓉）

第五节　动静脉采血技术

一、静脉采血技术

【目的】

通过静脉穿刺获取静脉血液标本，用于下一步的化验检查，为临床治疗提供依据。

【操作前准备】

1. 用物准备

（1）治疗车上层：棉签、消毒剂、一次性静脉采血针（2个）、真空试管、PVC手套、止血带、软枕、一次性治疗巾、剪刀、免洗手消毒液、弯盘。

（2）治疗车下层：锐器盒、生活垃圾桶、医疗垃圾桶。

2. 护士准备　着装整齐，修剪指甲。

3. 环境准备　环境宽敞明亮。

【操作步骤】

操作要点	护患沟通
1. 双人查阅病历，核对患者信息及医嘱，同时查看患者凝血功能是否正常，有无使用抗凝药物，核对后打印电子条码。	护士：阿姨您好！我是您今天的治疗护士××，您今天所有的护理操作都由我来为您完成，现在我需要核对一下您的信息，请问您叫什么名字？
2. 检查物品，物品准备齐全，确认均在有效期内，无破损，可以安全使用。	患者：李红。
3. 携用物至床旁，向患者做自我介绍并核对患者信息。解释静脉穿刺的目的，操作过程以及可能出现的风险。	护士：让我来看一下您的腕带好吗？李阿姨，遵医嘱现在要为您进行静脉采血，留取血标本。希望您能配合我。
4. 评估患者意识状态，自理能力，合作程度，询问是否符合采血要求（禁食宣教）。	患者：好的。 护士：请问您晕血或晕针吗？ 患者：不晕。
5. 取得患者的配合。	护士：请问您刚刚有下床活动吗？
6. 准备操作：洗手、戴口罩。将电子条码贴在试管上。	患者：没有。 护士：那您昨晚10点以后有进食吗？
7. 选血管：评估患者采血局部皮肤组织情况和血管情况。协助病人充分暴露手臂，选取合适的穿刺部位，置软枕、铺治疗巾，穿刺点上方6cm扎止血带，再次评估，松止血带。	患者：没有。 护士：您选择左手还是右手呢？让我看一下您手臂好吗？ 患者：好的。
8. 洗手、戴手套。	护士：那让我来评估一下您血管的情况（患者皮肤无水肿、皮疹、瘢痕，血管充盈有弹性）。
9. 消毒：取棉签时不可触及袋口，棉签启封后应放于治疗盘内，避免跨越并注明开封时间。以穿刺点为中心，由内向外消毒静脉穿刺部位，皮肤消毒范围	护士：阿姨，请问我按压的这个地方痛吗？ 患者：不痛。 护士：那稍后我会选择在这个地方

续表

操作要点	护患沟通
直径大于 8cm，消毒两遍，自然待干。 10. 再次扎止血带，嘱患者握拳。 11. 采血前再次核查患者腕带。 12. 采血：左手拇指绷紧穿刺静脉皮肤，右手持静脉采血针，针尖斜面向上，与皮肤呈 $15°\sim30°$ 角进针，沿血管方向进行穿刺，观察针头与针栓连接处是否有回血，见回血后进针少许，及时松压脉带。（扎压脉带时间不超过 1 分钟）用左手小指或胶布固定针柄，将采血针有橡胶套头的一端插入真空负压试管，待达到所需血量后嘱患者松拳，用无菌棉签沿血管方向垂直按压穿刺点及上方皮肤，迅速拔针，嘱患者按压穿刺部位 $3\sim5$ 分钟，若患者凝血功能异常，需延长按压时间，至止血为止。 13. 如需抗凝的血标本要上下轻柔摇匀 8 次。 14. 采血后再次核对患者腕带和采血条码。 15. 将试管竖放在试管架上，进行操作后查对，扫码后及时安全送检。 16. 分类整理用物，脱手套、洗手、脱口罩。交代注意事项，协助患者取舒适体位，并感谢患者配合。	进行穿刺，在操作过程中请您不要活动手臂，以免损伤您的血管，我动作会轻柔的，请您放松，不要担心，配合我就可以了。那李阿姨，您现在需不需要上个厕所呢？ 患者：不需要，谢谢！ 护士：那请您稍等，我现在准备一下用物。 护士：阿姨，我来为您垫一下软枕，请您抬一下手臂。 护士：李阿姨，我现在要为您消毒了，消毒液有些凉，请您稍微忍耐一下，手不要动。 患者：好的。 护士：阿姨，我需要再次核查您的腕带，请问您叫什么名字？ 患者：李红。 护士：李阿姨，现在我要为您穿刺了，采血时可能会有点疼，请您放松，我会尽量轻柔的，请握拳。 护士：阿姨，请您松拳，请沿血管垂直按压 $3\sim5$ 分钟。 护士：李阿姨，血标本已经采集完毕了，我们会及时送检，采血结果出来我会及时告诉您的。现在我来看一下您的穿刺部位，你的穿刺部位已经止血了，您还有什么不舒服吗？

续表

操作要点	护患沟通
	患者：没有。 护士：如果您有什么不舒服，请您及时按呼叫器，我也会及时来看您，那您好好休息吧! 谢谢您的配合，祝您早日康复!

【注意事项】

1. 采血后，告知患者沿血管走行方向垂直按压穿刺点，按压至少 3～5 分钟，进行止血。注意避免揉搓，以免形成皮下血肿。若患者凝血功能异常，需延长按压时间，至止血为止。

2. 若出现瘀血，24 小时后用温热毛巾湿敷，可促进吸收。

3. 扎压脉带时间不超过 1 分钟（在针头穿刺进入血管见回血后即可松开止血带）。

4. 避免针头在血管内探来探去，造成静脉血管周围局部血肿和标本溶血。

5. 如需抗凝的血标本要上下轻柔摇匀 8 次，及时安全送检。

二、动脉血标本的采集技术

【目的】

通过动脉穿刺获取动脉血液标本，用于动脉相关指标的测定，主要用于动脉血气分析，为下一步治疗提供依据。

【适应证】

1. 各种原因引起的呼吸衰竭患者。

2. 电解质酸碱平衡紊乱患者。

3. 呼吸困难的患者。

4. 使用人工呼吸机的患者。

【禁忌证】

穿刺部位感染。

【操作前准备】

1. 用物准备

（1）治疗车上层：棉签、消毒剂、一次性动脉采血针、无菌纱布、手套、软枕、一次性治疗巾、剪刀。

（2）治疗车下层：生活垃圾桶、医疗垃圾桶、锐器盒。

2. 护士准备　着装整齐，修剪指甲。

3. 环境准备　环境宽敞明亮。

【操作步骤】

操作要点	护患沟通
1. 遵医嘱进行血气分析检测，根据医嘱查看患者呼吸型式，查看患者化验单凝血功能是否正常，确定无服用抗凝药物，查看患者体温单，确认患者体温正常，双人核对并打印电子条码。	护士：阿姨您好！我是您今天的治疗护士××，您今天所有的护理操作都由我来为您完成，现在我需要核对一下您的信息，请问您叫什么名字？
2. 检查物品，物品准备齐全，确认均在有效期内，无破损，可以安全使用。	患者：李红。
	护士：让我来看一下您的腕带。李阿姨，您刚刚有下床活动或饮用热水吗？
3. 携用物至床旁，向患者做自我介绍并核对患者信息。解释动脉穿刺的目的、操作过程以及可能出现的风险。	患者：没有。
	护士：李阿姨，您现在喘累症状好些了吗？
	患者：好多了。
4. 评估患者吸氧方式以及穿刺部位：距腕横纹一横指（1～2cm），距手臂外侧0.5～1cm，搏动最强处。	护士：遵医嘱现在要为您采动脉血进行血气分析检测，目的是观察动脉血中成分的变化，为您的下一步治疗提供依据，请问您以前采过动脉血吗？
	患者：没有。

操作要点	护患沟通
5. 取得患者的配合（主要是保持肢体不动）。 6. 准备操作：洗手、戴口罩。取软枕垫于患者手腕部。 7. 根据采血部位调整体位。患者前臂外展30°，手指自然放松，再次确认动脉搏动最强点。取棉签，取棉签时不可触及袋口，棉签启封后应放于治疗盘内，避免跨越并注明开封时间。 8. 采血前再次核查患者腕带。 9. 以穿刺点为中心，皮肤消毒范围直径大于5cm，消毒两遍，自然待干。取动脉采血器，剪开采血器包装袋，将动脉采血器从无菌包装中取出，将针栓推到底部，再调节到预设位置，约1.6ml处。撕开无菌纱布包装袋。消毒手指，以指腹为中心，螺旋向下消毒，消毒范围为两个指节（如戴无菌手套操作则以戴无菌手套的标准戴好手套）。 10. 取下针帽、用已消毒的手指再次确认穿刺点，使穿刺点固定于手指下方，右手持采血器，针尖朝上与	护士：今天我会首选桡动脉为您进行动脉采血，采血时可能会有点疼，但我会轻柔的，请您配合我，好吗？ 患者：好的。 护士：那让我来评估一下您的动脉搏动情况。李阿姨，等会儿采血时，在操作过程中请您不要活动手臂，以免损伤您的血管，我动作会轻柔的，请您放松，保持呼吸平稳，不要担心，配合我就可以了。那李阿姨，您现在这样躺着舒服吗？需不需要为您摇高床头呢？ 患者：不需要，谢谢！ 护士：那请您稍等，我现在准备一下用物。 护士：阿姨，我来为您垫一下软枕，请您抬一下手臂。 护士：阿姨，我需要再次核查您的腕带信息。 患者：好的。 护士：李阿姨，我现在要为您消毒了，消毒液有些凉，请您稍微忍耐一下，手不要动。 患者：好的。 护士：李阿姨，现在我要为您进行动脉采血了，采血时可能会有点疼，请您放松，保持呼吸平稳，我会尽量轻柔的。

操作要点	护患沟通
皮肤呈 30°～45°角缓慢进针，见回血后停止进针，待动脉自动充盈采血器至预设位置处拔针，即用无菌纱布沿血管方向三指垂直按压，告知患者按压穿刺部位 5～10 分钟，如果患者凝血功能有异常，可适当延长按压时间，至止血为止。 11. 分离针头至锐器盒中，排空气后封闭样本将血气针上下颠倒 5 次，左右转动 5 秒，使血液与抗凝药充分混匀，放入治疗盘内，再次核对患者腕带及条形码。撤下软枕（如戴手套操作，此时脱下手套），将体温、氧浓度写于条形码上，粘贴条形码。 12. 分类整理用物，洗手、脱口罩。交代注意事项，协助患者取舒适体位，并感谢患者配合。	护士：阿姨，请您按压 5～10 分钟。 护士：李阿姨，动脉血已经为您采集完成了，采血结果出来我会及时告诉您的。现在我来看一下您的穿刺部位，你的穿刺部位已经止血了，但是现在您还是要注意穿刺侧手臂不要提取重物，以免压力过大造成出血。您还有什么不舒服吗？ 患者：没有。 护士：如果您有什么不舒服，请您及时按呼叫器，我也会及时来看您，那您好好休息吧！谢谢您的配合，祝您早日康复！

【注意事项】

1. 洗澡、运动、饮用热水后，应休息 30 分钟再采血。

2. 改变氧浓度或呼吸方式后，应间隔 30 分钟再采血。

3. 标本应隔绝空气，避免混入气泡或静脉血。

4. 凝血功能障碍者穿刺后应延长按压时间，至少 10 分钟，至止血为止，不得使用加压包扎代替按压止血。

5. 常温下 15 分钟内检测，如延迟送检，将标本放于 0 ～ 4℃ 冰水或冷却剂中保存不超过 30 分钟，以免影响检测结果。

第六节　血糖监测

【目的】

正确监测患者血糖水平，评价代谢指标，及时识别血糖波动，为临床治疗提供依据。

【操作前准备】

1. 用物准备

（1）治疗车上层：血糖仪（处于功能状态）、血糖试纸（在有效期内，试纸代码与血糖仪机型匹配）、棉签、75% 乙醇、自毁型采血针、速干洗手液、医嘱执行单、弯盘。

（2）治疗车下层：锐器盒、生活垃圾桶、医疗垃圾桶。

2. 护士准备　着装整齐，修剪指甲。

3. 环境准备　环境宽敞明亮。

【操作步骤】

操作要点	护患沟通
1. 核对医嘱，携用物至床旁，向患者做自我介绍并核对患者姓名、年龄、病情、意识、合作程度、进食时间、末梢循环。做好解释工作，取得患者配合，选择采血部位。	护士：阿姨您好！我是您今天的治疗护士××，您今天所有的护理操作都由我来为您完成，现在我需要核对一下您的信息，请问您叫什么名字？
	患者：李红。
2. 检查物品，物品准备齐全，确认均在有效期内，无破损，可以安全使用。监测血糖仪：血糖仪装置完整，电量充足，试纸批号与条码一致。	护士：让我来看一下您的腕带好吗？李阿姨，遵医嘱现在要为您测一个餐后血糖，希望您能配合我。
	患者：好的。

操作要点	护患沟通
3. 洗手、戴口罩。 4. 协助患者处于舒适体位，再次检查局部皮肤情况（是否有伤口、破溃或瘀血）。 5. 消毒：取棉签时不可触及袋口，棉签启封后应放于治疗盘内，避免跨越并注明开封时间。用75%酒精消毒采血部位，消毒范围为第一指节掌面及双侧面（以中指和环指常用）自然待干。 6. 取出血糖仪及血糖试纸，（手捏试纸中间部分，不要触碰试纸两端）将试纸插入血糖仪试纸插槽中，将试纸推到底（黑色面朝上）听到提示音后，血糖仪自动开机并显示代码，查看试纸瓶上的代码与血糖仪代码是否一致，屏幕上显示血滴符号时，提示可采血。 7. 再次核查患者腕带，将采血针固定在手指欲采血部位，在指侧腹快速穿刺。 8. 轻轻压手指（勿大力挤压，以免产生误差），用无菌棉签弃掉第一滴血。 9. 用血糖试纸进血端口轻触血液，血糖仪发出提示音表明采血量足够，开始测试。并用无菌棉签按压采血点。	护士：请问您晕血或晕针吗？ 患者：不晕。 护士：那请问您几点钟吃的早饭呢？ 患者：8点。 护士：现在正好10点，就要为您检测血糖了，请您配合我好吗？ 患者：好的。 护士：您选择左手还是右手呢？让我看一下好吗？ 患者：好的。 护士：那让我来评估一下您采血部位皮肤情况（患者指端无伤口、破溃或瘀血，指端红润、温暖）。 护士：那稍后我会选择在这个地方进行采血，在操作过程中可能会有一点痛，请您放松，不要担心，我动作会轻柔的，您只需要配合我就可以了。那李阿姨，您现在这样躺着舒服吗？需不需要为您把床头摇高？ 患者：不需要，谢谢！ 护士：那请您稍等，我现在准备一下用物。 护士：李阿姨，我现在要为您消毒了，您手不要动。 患者：好的。 护士：李阿姨，现在我要为您穿刺了，采血时可能会有点疼，请您放松。

续表

操作要点	护患沟通
10. 5秒后屏幕显示血糖监测结果，倒计时过程中将血糖仪平放，禁止晃动。 11. 推动推杆弹出试纸，血糖仪自动关机，将用过的试纸及采血针置入锐器盒。 12. 再次核查患者腕带，协助患者取舒适体位，整理床单位。 13. 洗手、脱口罩，记录检测结果。 14. 分类整理用物，洗手、脱口罩。交代注意事项，协助患者取舒适体位，并感谢患者配合。	护士：阿姨，采血已经完成了，请您按压1～2分钟。您的餐后血糖为8.6mmol/L，是正常的，您还有什么不舒服吗？ 患者：没有。 护士：如果您有什么不舒服，请您及时按呼叫器，我也会及时来看您，那您好好休息吧！谢谢您的配合，祝您早日康复！

【注意事项】

1. 确认患者是空腹、餐前还是餐后2小时；按检验的要求，指导患者做好采血前准备。

2. 避免在输液同侧肢体穿刺，选择末梢循环好、皮肤薄的部位穿刺。

3. 采血后轻轻挤压手指，形成一小滴血样（勿过分挤压手指，以免组织内液可能稀释血样，影响结果）。

4. 彻底清洁、消毒并待干采血部位，残留水分或酒精可能稀释血样，影响结果。

5. 勿使用碘酒或含碘的消毒液消毒采血部位。

6. 选择手指两侧部位采血。

7. 禁止用潮湿的手拿取试纸。

（唐　萍）

第七节　吸入吸出技术

一、雾化吸入疗法

氧气雾化吸入法是利用高速氧气气流，使药液形成雾状，再由呼吸道吸入，从而达到治疗疾病的目的。主要用于止咳平喘，帮助患者解除支气管痉挛，改善肺通气功能。雾化吸入的优点在于其可发挥迅速、有效和无痛的治疗作用。由于用量小，仅为其他给药途径的1/10左右，明显减少了药物的毒副作用，故可大大提高用药安全性。

【目的】

1. 湿化呼吸道，常用于痰液黏稠、气道不畅以及呼吸道湿化不足者，或作为气管切开术后。

2. 治疗呼吸道感染，消除炎症，减轻呼吸道黏膜水肿，稀释痰液，帮助祛痰。常用于咽喉炎、支气管炎、支气管扩张、肺炎和肺脓肿等患者。

3. 改善通气功能，解除支气管痉挛，保持呼吸道通畅。临床上常用于支气管哮喘等患者。

4. 预防呼吸道感染，常用于胸部手术前后的患者。

【操作前准备】

1. 用物准备

(1) 治疗车上层：已消毒的治疗盘、雾化吸入器1套、氧气装置1套、药液、5ml注射器、等渗盐水或灭菌注射用水、弯盘和棉签、纱布、治疗巾，必要时备有病历、治疗单、锐器盒、剪刀。

(2) 治疗车下层：医疗废物垃圾桶、生活废物垃圾桶。

2. 护士准备　衣着干净整洁，着淡妆，修剪指甲，洗手，医用口罩。

3.环境准备　环境安全（因与氧气相关，周围禁烟火及易燃品）。

【操作步骤】

操作要点	护患沟通
操作前准备 1.遵医嘱予患者氧气雾化吸入。 2.根据医嘱查看患者雾化药物，查看患者生命体征结果是否正常，确定无服用呼吸抑制药物，查看患者体温单，确认患者体温正常。 3.双人核对患者基本信息与雾化方式、时间。 4.检查物品，物品准备齐全，检查药液，氧气湿化瓶是否完好，是否在有效期内，溶液有无沉淀，确认均在有效期内，无破损，可以安全使用。 **操作流程** 1.推治疗车至床尾。 2.解释雾化目的，取得患者配合评估患者雾化方式以及口腔状况（有无口腔溃疡等症状）。 3.告知需要配合的事项：患者取坐位。 4.装氧气表（同氧气）：打开床头设备带防尘盖→关闭流量表流量调节开关→将流量表	护士：阿姨您好！我是您的责任护士××，您今天所有的护理操作都由我来为您完成，现在我需要核对一下您的信息，您能告诉我您的名字吗？ 患者：张春华。 护士：1床张春华对吗？让我来看一下您的腕带。 患者：好的。 护士：张阿姨，您现在咳痰、喘累症状好些了吗？ 患者：吸了氧气，喘累好点了，但是咳得很，痰还很黄。 护士：好的，我已经了解了，现在遵医嘱要为您做一个氧气雾化，目的是缓解您咳嗽和炎症的症状，提高您的肺内舒适度。请问您以前做过雾化吗？ 患者：没有。 护士：（协助患者取坐位或半坐位）需要您先漱口，我会帮助您的，请您配合我，好吗？ 患者：好的。 护士：那让我来评估一下您的口腔情况。 护士：张阿姨，您前段时间口腔有溃疡或者受伤吗？

续表

操作要点	护患沟通
定位插头对准设备带氧气出口,用力快速插入→听到"咔嚓"声响后向外轻拉插头证实流量表安装到位。	患者:没有。 护士:等会儿我为您做雾化时,请您放松,保持呼吸平稳,在操作过程中请您不要担心,配合我就可以了。
5. 打开流量表开关→检查有无漏气→关开关。	患者:可以。
6. 雾化技术:再次确认患者身份,查对患者信息是否与治疗单一致,清洁口腔检查通畅情况,连接氧气输气管与雾化器底部的接气口,取下氧气装置上的湿化瓶,调节氧流量达 6 ~ 10L/min。	护士:那请您稍等,我先准备一下用物。 护士:张阿姨,现在我要为您进行氧气雾化吸入了,雾化时口腔需要尽量包住口含嘴,请您放松,保持呼吸平稳。 护士:阿姨,您觉得雾气量大小合适么?
7. 整理处置用物:帮助患者取舒适体位,整理床单位。清理用物,浸泡消毒雾化器,再洗净晾干备用。如为一次性吸入器按规定作相应处理。	患者:有点大可以小一点,感觉有点呛。 护士:好的,阿姨,我可以再帮您调整一下。 患者:好的,谢谢你。
8. 介绍注意事项(同氧气):①防火、防油、防热,禁止吸烟,避免附近放置易燃易爆物品。勿随意调节氧流量。②指导患者按压胸部伤口有效咳嗽。	护士:张阿姨,雾化已经为您做好了,现在帮您清洁面部水珠以及漱口,您还有什么不舒服吗? 患者:没有。 护士:如果您有什么不舒服,请您及时按呼叫器,我也会及时来看您,那您好好休息吧!谢谢您的配合,祝您早日康复!

【注意事项】

1. 人文式情景护理注意事项

（1）护士在操作过程中应尊重患者，与患者做好沟通，让患者感到放松。

（2）注意患者房间通风，避免房间内出现花粉及毛绒玩具，造成患者过敏性喘累。

（3）保持房间内适宜的温湿度，避免受凉。

（4）雾化过程中，注意观察患者生命体征、口唇、甲床是否转红润等。

（5）雾化后嘱患者清水漱口。

2. 操作注意事项

（1）治疗前，应检查周围环境，是否存在明火隐患。

（2）查看雾化器接气口与氧气输气管连接处是否漏气，漏气则不能使用。

（3）治疗时，氧气湿化瓶应取下或瓶内勿加水，以免水进入雾化器内将药液稀释，氧流量调至 6 ～ 10L/min，不要擅自调节氧流量，同时严禁接触烟火和易燃品，以保证安全。

（4）雾化器应垂直拿。婴幼儿可抱起，用面罩罩住口鼻；成年患者应坐起用口含吸嘴，在吸入的同时应做深吸气，使气雾充分到达支气管和肺内。如用氧气雾化面罩，将面罩为病人戴好后再调节氧流量，注意调节面罩两端的松紧度。

（5）雾化器专人使用，雾化吸入过程中注意观察雾量的大小及病人情况，如面色、呼吸等。

（6）雾化前半小时尽量不进食，避免雾化吸入过程中气雾刺激，引起呕吐。

（7）每次雾化完后要帮患者饮水或漱口，防止口腔黏膜二重感染。雾化完后要及时洗脸，或用湿毛巾抹干净口鼻部留下的雾珠，防止残留雾滴刺激口鼻皮肤，引起皮肤过敏或受损。

（8）吸毕，取下雾化器，关闭氧气，清理用物，将雾化器放消毒液中浸泡 30 分钟，然后再清洁。

二、氧气吸入技术

氧气吸入疗法是通过供给患者氧气，提高其肺泡内氧分压，促进代谢，纠正缺氧状态，维持机体生命活动的一种治疗方法。

【目的】

吸氧有不同目的，大致分为预防性保健吸氧和辅助治疗吸氧。

1.预防性保健吸氧 提高环境氧气浓度，改善正常人群与亚健康人群人体缺氧症状。

方法：通过氧气吸入器将吸氧流量控制在 2L/min 之内（吸入的氧气浓度大约在 50%），一天的吸氧时间不超过 1 小时（一次不能少于 10 分钟）。

2.辅助治疗吸氧 提供医用级别氧气辅助康复期病人康复或改善病人呼吸环境延长生存期提高生存质量。

方法：应急吸氧应根据具体病症吸氧浓度可以在 1～5L/min 之间，连续吸入时间不宜大于 30 分钟。在决定持续吸氧的时间时应牢记在症状缓解后也要在 1～1.5L/min，再吸 20～30 分钟巩固。

【操作前准备】

1.用物准备

（1）治疗车上层：治疗盘、流量表、湿化瓶（带鼻导管）、弯盘、换药碗（内盛蒸馏水或冷开水）、棉签、纱布、手电筒、一次性无菌口罩、速干手消毒剂、治疗单、护理记录单。检查湿化瓶是否完好，是否在有效期内，溶液有无沉淀。

（2）治疗车下层：医疗废物垃圾桶、生活废物垃圾桶。

2.护士准备 衣着干净整洁，着淡妆，修剪指甲，洗手，医用口罩。

3.环境准备 环境安全（周围有无烟火及易燃品）。

【操作步骤】

操作要点	护患沟通
操作前准备 1. 遵医嘱予患者氧气吸入。 2. 根据医嘱查看患者给氧方式，查看患者血气分析结果是否正常，确定无服用呼吸抑制药物，查看患者体温单，确认患者体温正常。 3. 双人核对患者基本信息与吸氧流量、时间。 4. 检查物品，物品准备齐全，检查湿化瓶是否完好，是否在有效期内，溶液有无沉淀，确认均在有效期内，无破损，可以安全使用。 **操作流程** 1. 推治疗车至床尾。 2. 解释吸氧目的，取得患者配合评估患者给氧方式以及鼻腔状况（有无鼻痂、鼻中隔偏曲、损伤和出血）。 3. 告知需要配合的事项及取患者舒适体位。 4. 装表：打开床头设备带防尘盖→关闭流量表流量调节开关→将流量表定位插头对准设备带氧气出口，用力快速插入→听到"咔嚓"声响后向外轻拉插头证实流量表安装到位。	护士：阿姨，您好，我是您的主管护士张××，您可以叫我小张，请问您叫什么名字？ 患者：张春华。 护士：张阿姨，您好，我能看一下您的腕带吗？ 患者：好的。 护士：遵医嘱现在要为您吸氧，目的是缓解您喘累的症状，提高您的血氧含量及动脉血氧饱和度，纠正缺氧。请问您以前吸过氧吗？ 患者：没有。 护士：今天我会遵医嘱使用鼻氧管给您吸氧，吸氧时可能鼻子会有轻微异物感，但我会轻柔的，请您配合我，好吗？ 患者：好的。 护士：那让我来评估一下您的鼻腔情况。 护士：张阿姨，您以前鼻腔有无鼻痂、鼻中隔偏曲、损伤或出血吗？ 患者：没有。 护士：等会儿我为您吸氧时，动作会轻柔的，请您放松，保持呼吸平稳，在操作过程中请您不要担心，配合我就可以了。那张阿姨，您这样躺着舒服吗？ 患者：可以。

操作要点	护患沟通
5. 打开流量表开关→检查有无漏气→关开关。	护士：那请您稍等，我现在准备一下用物。
6. 给氧 （1）查对：再次确认患者身份，查对患者信息是否与治疗单一致。	护士：张阿姨，现在我要为您进行氧气吸入了，吸氧时鼻腔可能会有异物感，请您放松，保持呼吸平稳，我会尽量轻柔的。
（2）检查通畅情况：安装湿化瓶→连接氧气管→打开流量表→检查是否通畅→调节流量→固定鼻导管→给氧。	护士：阿姨，您觉得松紧合适么？ 患者：有点松可以再紧点。 护士：阿姨，我可以再帮您调整一下。 患者：好的，谢谢你。
通畅的检查方法：①将鼻塞口靠近手背，感觉有无气体喷出；②将鼻塞末端放入洁净水中，看有无气泡逸出。	护士：张阿姨，氧气已经为您戴好了，吸氧后我们将复查吸氧后血气分析，以确认氧疗效果，采血结果出来我会及时告诉您的。您还有什么不舒服吗？
7. 固定导管：将鼻塞轻轻插入患者鼻孔内，再将导管环绕患者耳部向下放置，根据患者情况调节其松紧度。	患者：没有。 护士：张阿姨，我需要最后一次核查您的腕带信息。 患者：好的。
8. 介绍注意事项：防火、防油、防热，禁止吸烟，避免附近放置易燃易爆物品。勿随意调节氧流量。	护士：如果您有什么不舒服，请您及时按呼叫器，我也会及时来看您，那您好好休息吧！谢谢您的配合，祝您早日康复！

【注意事项】

1. 人文式情景护理注意事项

（1）护士在操作过程中应尊重患者，与患者做好沟通，让患者感到放松。

（2）注意患者房间通风，避免房间内出现花粉及毛绒玩具，造成患者过敏性喘累。

（3）保持房间内适宜的温湿度，避免受凉。

（4）吸氧过程中，注意观察患者生命体征、口唇、甲床是否转红润等。

（5）吸氧半小时后，注意关注患者血气分析复查结果。

2. 操作注意事项

（1）保健性质吸氧流量不宜大于每分钟 3L，24 小时使用时间的总和小于 1 小时。高浓度供氧不宜时间过长，若吸氧浓度＞ 60%，持续 24 小时以上，则可能发生氧中毒。

（2）对于慢性阻塞性肺病急性加重患者一般应给予控制性（即低浓度持续）吸氧为宜，若给予高浓度吸氧可能导致呼吸抑制使病情恶化。

（3）氧疗注意加温和湿化，应有条件地通过湿化瓶和必要的加温装置，以防止吸入干冷的氧气刺激损伤气道黏膜，致痰干结和影响纤毛的"清道夫"功能。

（4）吸氧导管、鼻塞应随时注意检查有无分泌物堵塞，并及时更换。以保证有效和安全的氧疗。呼吸机管道系统等应经常定时更换和清洗消毒，以防止交叉感染。

（5）使用氧气瓶时的注意事项

①禁止剧烈冲击。

②因为储存氧气的钢瓶是高压容器请不要在高于室温 50℃的地方使用，应避免阳光直射。

③由于氧气的助燃性质，请不要靠近火源或接近油脂；氧气自身不会燃烧，但它会与一些易燃物燃烧，所以请不要和易燃易爆品混放。

三、经鼻 / 口腔吸痰技术

经鼻 / 口腔吸痰技术是利用负压吸引的原理，用经口鼻或人工气道，将呼吸道内的分泌物清除以保证呼吸道通畅的方法。

【目的】

1. 清除患者呼吸道分泌物，保持呼吸道通畅。

2. 促进呼吸功能，改善肺通气。

3. 预防并发症发生。

【操作前准备】

1. 用物准备

（1）治疗车上层：中心负压吸引装置（负压吸引表、贮液瓶、负压连接管）、瓶装无菌生理盐水或蒸馏水、无菌吸痰管、一次性无菌口罩、一次性无菌手套、手电筒、听诊器，必要时备压舌板或开口器、快速手消毒液、治疗单。

（2）治疗车下层：生活垃圾桶、医疗垃圾桶。

2. 护士准备　衣着干净整洁，着淡妆，修剪指甲，洗手，医用口罩。

3. 环境准备　光线充足，温度适宜，关闭门窗，围帘或者屏风遮挡患者。

【操作步骤】

操作要点	护患沟通
1. 操作前准备 （1）解释吸痰目的，取得患者配合。 （2）使用听诊器，初步判断肺内痰液分布状况，协助患者进行咳痰练习，尽量咳出深部组织痰。 （3）评估患者鼻腔及口腔状况（有无鼻痂、鼻中隔偏曲、损伤和出血，口腔内有无义齿）。 （4）告知需要配合的事项：检	护士：阿姨您好！我是您的责任护士××，您今天所有的护理操作都由我来为您完成，现在我需要核对一下您的信息，您能告诉我您的名字吗？ 患者：张春华。 护士：1床张春华对吗？让我来看一下您的腕带。张阿姨，您刚刚有下床活动或饮用热水吗？ 患者：没有。 护士：张阿姨，您现在喘累症状好些了吗？

续表

操作要点	护患沟通
查患者口、鼻腔（有活动义齿者取下）。 （5）平卧者头转向一侧，面向操作者，病情允许可以取半卧位。 （6）昏迷患者用压舌板或开口器帮助张口。 2. 准备操作：检查患者口、鼻腔（有活动义齿者取下），平卧患者头部面向操作者，病情允许可以取半卧位。 3. 安装检查、调压：安装负压吸引表、贮液瓶装置及各连接管，检查性能、负压及管道连接情况，压力：成人40.0～53.3kPa（300～400mmHg）。 4. 试吸 （1）打开瓶装无菌生理盐水或蒸馏水连接吸痰管：选择吸痰管，并检查灭菌有效期，撕开外包装，戴一次性无菌手套，将吸痰管抽出并盘绕在手中，开口端与吸痰器负压管连接。 （2）试吸压力：一手持吸痰管前端，一手折叠吸痰管末端（喇叭口），或打开压力阀（带阀吸痰管），将吸痰管插入瓶装无菌生理盐水或蒸馏水	患者：还是很累啊。 护士：好的。 护士：遵医嘱现在要为您吸痰，目的是帮助您清理呼吸道，防止痰液特别多有窒息可能，提高您的血氧含量及动脉血氧饱和度，纠正缺氧。请问您以前吸过痰吗？ 患者：没有。 护士：今天我会遵医嘱使用中心负压给您吸痰，吸痰时可能鼻子会有异物感，您距离上次吃东西有多久了？ 患者：吃不下，这两天累得很，胃口也不好。 护士：那让我来评估一下您的鼻腔情况。 护士：张阿姨，您以前鼻腔有无鼻痂、鼻中隔偏曲、损伤或出血？ 患者：没有。 护士：张阿姨，您有假牙么？ 患者：没有。 护士：等会儿我为您吸痰时，动作会轻柔的，请您放松，保持呼吸平稳，在操作过程中请您不要担心，有时操作过程中会有鼻黏膜损伤，有少量出血，为避免此种情况发生，您配合我就可以了。那张阿姨，您这样躺着舒服吗？

续表

操作要点	护患沟通
中，检查管道是否有负压、通畅。	患者：可以。 护士：那请您稍等，我现在准备一下用物。
5. 吸痰：一手持吸痰管前端，另一手折叠吸痰管末端，或打开压力阀（带阀吸痰管），轻轻将吸痰管插入口腔咽部，放松吸痰管折叠端。先吸口咽部的分泌物，再吸深部分泌物。动作轻柔，由深向上提拉吸痰管，左右旋转，吸净痰液。每次吸痰不超过15秒，随时擦净面部分泌物。	护士：张阿姨，现在我要为您进行吸痰了，吸痰时鼻腔可能会有异物感，请您放松，保持呼吸平稳，我会尽量轻柔的。 患者：好的。 护士：阿姨，如果过程中您有任何不舒服，请您举手示意我。 患者：好的。 护士：张阿姨，我已经为您吸完痰了，您还有什么不舒服吗？
6. 观察与评估：评估患者面色、呼吸是否改善、黏膜有无损伤，观察吸出物的性质。（如必要，留取痰液标本） 7. 介绍患者日常胸部叩击排痰方法。	患者：没有。 护士：如果您有什么不舒服，请您及时按呼叫器，我也会及时来看您，那您好好休息吧！谢谢您的配合，祝您早日康复！

【注意事项】

1. 人文式情景护理注意事项

（1）护士在操作过程中应尊重患者，与患者做好沟通，让患者感到放松。

（2）拉好围帘或者使用屏风，保护患者隐私。

（3）保持房间内适宜的温湿度，避免受凉。

（4）吸痰过程中，注意观察患者生命体征、面部表情等。

（5）吸痰结束后，介绍患者日常胸部叩击排痰方法。

2. 操作注意事项

（1）吸痰管粗细应适宜，吸痰过程中动作应轻柔，不可来回刺激，负压吸引不可过大，成人一般为 0.04MPa，过大可损伤气道黏膜，一次吸痰不超过 15 秒。

（2）按摩喉结不可过重，以免损伤、压迫甲状软骨。

（3）高血压、脑出血病人一般不采用这种方法，因为刺激过大，易引起颅内压增高。老年人血管脆性大，可能加重病情，使脑出血量增多，易发生脑疝。

四、经气管插管吸痰技术

经气管插管吸痰技术是已建立人工气道的危重病人必须进行的一项护理操作。患者在插管后上呼吸道"纤毛摆动"的功能减弱，正常的咳嗽机制被破坏，气管内吸痰可以清除呼吸道产生的各种分泌物。

【目的】

1. 充分吸出痰液，保持患者呼吸道通畅，保证有效通气，确保患者安全。

2. 将呼吸道分泌物或误吸的呕吐物吸出，以保持呼吸道通畅，预防吸入性肺炎、呼吸困难、发绀，甚至窒息。

3. 适用于危重、年老、昏迷、麻醉后未清醒者。病人因咳嗽无力、咳嗽反射迟钝或会厌功能不全，导致不能将痰液咳出，或将呕吐物误吸。

4. 适用于需气管内给药，注入造影剂或稀释痰液的病人。

【操作前准备】

1. 用物准备

（1）治疗车上层：中心负压吸引装置（负压吸引表、贮液瓶、负压连接管）、瓶装无菌生理盐水或蒸馏水、无菌吸痰管、一次性无菌口罩、一次性无菌手套、手电筒、听诊器必要时备压舌板或开口器、快速手消毒液、一次性无菌口罩；治疗单，图文沟通表（一指明）。

（2）治疗车下层：生活垃圾桶、医疗垃圾桶。

2.护士准备　衣着干净整洁，着淡妆，修剪指甲，洗手，医用口罩。

3.环境准备　光线充足，温度适宜，关闭门窗，围帘或者屏风遮挡患者。

【操作步骤】

操作要点	护患沟通
1. 操作前准备 （1）解释吸痰目的，取得患者配合。 （2）查询患者上次鼻饲时间，若持续微量泵入营养液，暂时停止泵入营养液。 （3）使用听诊器，初步判断肺内痰液分布状况，协助患者进行咳痰练习，尽量咳出深部组织痰。 （4）评估患者鼻腔及口腔状况（有无鼻痂、鼻中隔偏曲、损伤和出血，口腔内有无义齿）。 （5）告知需要配合的事项：检查患者口、鼻腔（有活动义齿者取下）。 （6）平卧者头转向一侧，面向操作者，病情允许可以取半卧位。 （7）昏迷患者用压舌板或开口器帮助张口。 2. 准备操作：用物携至床旁，核对患者的姓名、床号。了解患者的生命体征、血氧饱和度、意识状态。对清醒患者进行解释，取得患者配合。在床边闻及病人的痰鸣音，未闻及痰鸣音者用听诊器听诊患者的痰鸣音，了解有无吸痰指征。	实例：（适用于非紧急吸痰） 护士：阿姨您好！我是您的责任护士××，您今天所有的护理操作都由我来为您完成，现在我需要核对一下您的信息，您是叫张春华么，是的话点头，不是请摇头？ 患者：（点头）。 护士：让我来看一下您的腕带。张阿姨，您刚刚做过雾化吗？ 患者：（点头）。 护士：张阿姨，您现在喘累症状好些了吗？ 患者：（摇头）。 护士：遵医嘱现在要为您按需吸痰，目的是帮助您清理呼吸道，防止痰液特别多有窒息可能，提高您的血氧含量及动脉血氧饱和度，纠正缺氧。请问您感觉嗓子还很疼吗？ 患者：（点头）。 护士：您距离上次胃管内注入营养液有一个小时了，如果

续表

操作要点	护患沟通
3. 安装检查、调压：安装负压吸引表、贮液瓶装置及各连接管，检查性能、负压及管道连接情况，压力：成人 40.0 ～ 53.3kPa（300 ～ 400mmHg）。	还是有什么不舒服，您可以捏一下玩具响球，我会立即停止操作，好么？
4. 试吸：打开瓶装无菌生理盐水或蒸馏水连接吸痰管；选择吸痰管，并检查灭菌有效期，撕开外包装，戴一次性无菌手套，将吸痰管抽出并盘绕在手中，开口端与吸痰器负压管连接。试吸压力：一手持吸痰管前端，一手折叠吸痰管末端（喇叭口），或打开压力阀（带阀吸痰管），将吸痰管插入瓶装无菌生理盐水或蒸馏水中，检查管道是否有负压、通畅。	患者：（点头）。 护士：等会儿我为您吸痰时，动作会轻柔的，请您放松，保持呼吸平稳，在操作过程中请您不要担心，操作中您可能会出现刺激性呛咳，您配合我就可以了。好吗？ 患者：（点头）。 护士：那请您稍等，我现在准备一下用物。 患者：好的。
5. 吸痰：调节呼吸机氧浓度至 100％，给予患者纯氧 2 ～ 3 分钟。根据患者痰液情况决定是否气管内滴入药液。检查负压吸引器是否漏气（压力 － 300 ～ － 150mmHg），检查吸痰管、手套的包装是否完好，是否在有效期内。撕开吸痰管的包装、戴手套取吸痰管，将吸痰管抽出盘绕手中，根部与负压管相连，断开呼吸机与气管导管，迅速并轻轻地沿气管导管送入吸痰管，吸痰管遇阻力略上提后加负压，边上提边旋转吸引，避免在气管内上	护士：张阿姨，现在我要为您进行吸痰了，吸痰时可能会出现呛咳，请您配合我做深部咳痰，请您放松，保持呼吸平稳，我会尽量轻柔的。 护士：张阿姨，我已经为您吸痰了，您还有什么不舒服吗？ 患者：（摇头） 护士：如果您有什么不舒服，请您及时按呼叫器，我也会及时来看您，那您好好休息吧！谢谢您的配合，祝您早日康复！

续表

操作要点	护患沟通
下提插。吸痰结束后立即连接呼吸机通气。	另：若患者沟通不畅，可使用图文沟通表（一指明）。
6. 观察与评估：评估患者面色、呼吸是否改善、黏膜有无损伤，观察吸出物的性质。（如必要，留取痰液标本）	
7. 介绍患者日常胸部叩击排痰方法及床上可行性呼吸操运动。	

【注意事项】

1. 人文式情景护理注意事项

（1）护士在操作过程中应尊重患者，与患者做好沟通，让患者感到放松。

（2）保持房间内适宜的温湿度，避免受凉。

（3）吸痰过程中，注意观察患者生命体征、面部表情等。

（4）吸痰结束后，介绍患者日常胸部叩击排痰方法及床上可行性呼吸操运动。

2. 操作注意事项

（1）操作动作轻柔、准确、快速，每次吸痰时间不超过 15 秒，连续吸痰不得超过 3 次，吸痰间隔予以纯氧吸入。

（2）注意吸痰管插入是否顺利，遇到阻力时应分析原因，不可粗暴盲插。

（3）吸痰管最大外径不超过气管导管 1/2，负压不可过大，进吸痰管时不可给予负压，避免损伤患者气道。

（4）注意保护呼吸机接头不被污染，戴无菌手套持吸痰管的手不被污染。

（5）冲洗液应分别注明吸引管插管、口鼻腔之用，不能混用。

（6）吸痰过程中应密切观察患者的病情变化，如有心率、血压、呼吸、血氧饱和度的明显改变时，应当立即停止吸痰，立即接呼吸机通气并给予纯氧吸入。

（7）储液瓶内吸出液应及时倾倒，不得超过 2/3。

（张　凤）

第八节　胃肠、泌尿插管技术

一、鼻饲技术

鼻饲技术是指对不能经口进食的患者，从胃管注入流质食物、营养液、药物及水，以维持患者营养和治疗的需要，常用于危重、昏迷、口腔疾患等吞咽困难不能自行进食的患者。

【操作前准备】

1. 用物准备

（1）治疗车上层：治疗碗、弯盘、压舌板、镊子、胃管、50ml 注射器、无菌纱布、治疗巾、液状石蜡、棉签、胶布、听诊器、手电筒、别针、温水、鼻饲流食（38～40℃）、水温计、口腔护理用物、松节油、手消毒液、医用口罩、医嘱执行本。

（2）治疗车下层：生活垃圾桶、医疗垃圾桶、锐器盒。

2. 护士准备　衣帽整洁，修剪指甲，洗手，戴口罩。

3. 环境准备　干净整洁，光线充足，温度适宜。

【操作步骤】

操作要点	护患沟通
1. 双人核对鼻饲医嘱。 2. 携用物至患者床旁，核对患者信息，解释操作的目的。	护士：阿姨，您好！我是您的责任护士小李，您今天所有的护理操作由我来为您完成，现在我需要核对一下您的信息，请问您叫什么名字？ 患者：张丽。 护士：张阿姨您好！我能看一下您的腕

操作要点	护患沟通
3. 评估患者：神志、年龄、生命体征、病情、鼻腔的通畅性、有无鼻腔手术史、理解合作程度。	带吗（包括姓名、年龄、住院号）？由于您病情需要，遵医嘱给您留置胃管行鼻饲治疗，您以前插过胃管吗？ 患者：没有。 护士：阿姨，插胃管就是将一根细小的胃管从一侧鼻腔经食管轻轻插入胃里，以供给营养或药物，操作过程中可能会有轻微的恶心呕吐，请您不要担心，放轻松，配合我就行，我会动作轻柔的。 患者：好的。 护士：阿姨，请问您以前做过鼻腔手术吗？ 患者：没有。 护士：您有佩戴假牙吗？ 患者：没有。 护士：那请您先休息一下，我去准备一下用物。 患者：好的。
1. 环境准备：根据患者需要拉好围帘或者使用屏风，光线充足，房间清洁无异味。 2. 体位准备：能配合者协助取半坐位或者坐位，无法坐起者取右侧卧位，昏迷患者取去枕平卧位，头向后仰。 3. 鼻腔准备：将治疗巾铺于患者颌下，弯盘置于方便	护士：阿姨，您需要将围帘拉上吗？ 患者：小李护士，你还是将围帘帮我拉上吧。 护士：好，阿姨。那为了插管顺利，让我帮您抬高床头，协助您取半坐位，好吗？ 患者：好，谢谢你了。 护士：接下来我帮您检查清洁一下鼻腔和口腔，湿棉签可能会有点不适，您稍微忍耐一下，我也会动作轻柔的。

操作要点	护患沟通
取用处，选择通畅的一侧鼻腔，用湿棉签清洁鼻腔。 4. 标记胃管：测量胃管插入的长度，一般为前额发际至胸骨剑突处或由鼻尖经耳垂至胸骨剑突处的距离，一般成人插入长度为45～55cm，应根据病人的身高等确定具体长度。为防止反流、误吸，插管长度可在55cm以上，若需经胃管注入刺激性药物，可将胃管再向深部插入10cm。 5. 润滑胃管：将少许石蜡油倒在干净纱布上，润滑胃管前端15cm。	患者：好的。 护士：阿姨，您双侧鼻腔都是通畅的，待会儿我们选择右侧鼻腔进行插管，您看可以吗？ 患者：可以。 护士：我帮您测量一下插管的长度。 患者：好的。
插管与鼻饲 1. 操作中核对患者的腕带信息。 2. 一手持纱布托住胃管，一手持镊子夹住胃管前端，沿选定侧鼻孔轻轻插入。 3. 插入胃管10～15cm（咽喉部）时，根据患者具体情况进行插管。 （1）清醒病人：嘱病人做吞咽动作，顺势将胃管插入至预定长度。	护士：张阿姨，我现在要准备给您插胃管了，需要再次核对您的腕带信息，插管过程中可能会出现恶心呕吐，请您配合我做吞咽动作和深呼吸，如果出现心慌、呛咳、呼吸困难等情况，请您立即举手示意我。 患者：好的。 护士：（见患者出现恶心暂停插管）阿姨，我先暂停操作，请您深呼吸，缓解一下紧张情绪！ 护士：感觉好点了吗？

操作要点	护患沟通
（2）昏迷病人：左手将病人头托起，使下颌靠近胸骨柄，缓缓插入胃管至预定长度。	患者：好些了。 护士：那我们继续插管，阿姨，请您张开口，我检查一下胃管有没有盘在口腔里（插入 10～15cm 时）。
4. 若插管过程中出现恶心、呕吐，可暂停插管，并嘱患者做深呼吸，分散病人的注意力，缓解紧张；如胃管误入气管，应立即拔出胃管，休息片刻后重新插管；插管不畅时应检查口腔，查看胃管是否盘在口咽部，或将胃管抽出少许，再小心插入。	护士：阿姨，请您做吞咽动作，就像您平时吞面条一样。 护士：现在胃管插好了，您恶心感好点了吗？现在还想吐吗？ 患者：还是有点恶心想吐。 护士：那您深呼吸缓解一下，休息一会儿。 患者：好的。 护士：（过了5分钟）阿姨，现在好点了吗？ 患者：好多了，不想吐了。
5. 确认胃管在胃内	护士：现在我们确认一下胃管的位置（使用三种方法）。
（1）在胃管末端连接注射器抽吸，能抽出胃液。	患者：好的。
（2）置听诊器于患者胃部，快速经胃管向胃内注入 10ml 空气，听到气过水声。	护士：阿姨，胃管已经插好了，确定是在胃内，给您固定在脸颊边，您对胶布和敷贴过敏吗？ 患者：不过敏。 护士：好的。
（3）将胃管末端置于盛水的治疗碗中，无气泡冒出。	护士：这样固定舒服吗？有拉扯到鼻腔吗？
6. 固定：将胃管用防水胶布固定在鼻翼和颊部。	患者：就这样就行。 护士：好的，阿姨，现在要从胃管里注入营养液了，您有心慌腹胀感吗？
7. 注射器连接于胃管末端，抽吸见有胃液抽出，再注入少量温开水润滑管腔。	患者：没有。 护士：如果注入过程中出现心慌、腹胀，请您及时告诉我。
8. 缓慢注入鼻饲液：鼻饲液温度以 38～40℃ 为宜，	患者：好的。

操作要点	护患沟通
每次鼻饲量不超过200ml，间隔时间大于2小时，每次抽吸鼻饲液后应反折胃管末端，避免空气进入引起腹胀。 9. 鼻饲完毕后再注入少量温开水冲洗胃管，防止鼻饲液积存于管腔中变质造成胃肠炎或者堵塞管腔。 10. 操作后再次核查患者的腕带信息。 11. 未接引流或未鼻饲时，将胃管末端反折，纱布包好，用橡皮筋扎紧或用夹子夹紧，别针固定于大单、枕旁或患者衣领处。 12. 协助患者清洁鼻孔、口腔，整理床单位。 13. 交代注意事项。 14. 分类整理用物，洗手，记录。	护士：阿姨，营养液的温度合适不？还需要加热一点吗？ 患者：这样刚好，小李。 护士：营养液已经给您注入完毕，有腹胀感吗？ 患者：暂时没有。 护士：请您保持半卧位休息20～30分钟，可以预防呕吐。 患者：好的。 护士：张阿姨，现在已为您治疗完成，还需要最后一次核对您的腕带信息。我将胃管末端固定在您的衣领处，在您翻身、起床时，注意不要拉扯到。 患者：好的。 护士：现在我帮您清洁一下鼻孔和口腔。 患者：谢谢你，小李。 护士：阿姨，胃管需要保留几天，每隔2～3小时我会帮您喂营养液，请您注意保护好胃管，防止滑脱。咳嗽时不要用力过猛，可以用手扶住胃管，翻身时不要压迫胃管。如有不舒服，请您按床旁呼叫铃，我们也会及时来看您的。 患者：好的，谢谢你，小李！
拔管 1. 双人核对患者信息，做好沟通解释。 2. 洗手，戴口罩。	护士：阿姨，这两天感觉好点了吗？想吃东西了吗？ 患者：小李，我这两天感觉好多了，什么时候能把这管子拔了？

续表

操作要点	护患沟通
3. 夹紧胃管末端，颌下置弯盘，揭去胶布。 4. 用纱布包裹胃管，嘱患者深呼吸，在呼气时边拔边擦拭胃管，管端至咽喉部时快速拔出，拔出后立即将胃管置于弯盘内移开，以免对患者造成视觉刺激。 5. 清洁口鼻、面部，擦去胶布痕迹。 6. 协助患者漱口，取合适的体位。 7. 洗手，脱口罩，整理用物。 8. 观察与记录。	护士：我这就是遵医嘱来给您拔管的。需要核对您的信息，您能告诉我您的名字吗？ 患者：张丽。 护士：还需要看您的腕带信息。 患者：好。 护士：阿姨，我现在要给您揭取固定的胶布，可能会有点儿疼，我先用湿毛巾给您湿润下。 患者：好。 护士：这样揭胶布还疼吗？ 患者：不疼。 护士：阿姨，拔管时可能会有恶心，请您配合我深呼吸，我也会动作轻柔的。 患者：好的。 护士：现在胃管已经给您拔了，你有什么不舒服吗？ 患者：没有。 护士：好，我协助您做一下口鼻和面部的清洁，漱一下口。 患者：好的，谢谢。 护士：阿姨，胃管刚刚拔出，请您注意饮食，明后两天内只能进牛奶、汤类、绿豆汁、果汁等食物，每天6～8次，每次150～200ml，温度以38～40℃为宜，不能太烫。无不适后改为半流食，如面条、粥，每天4～5次，再过渡到普食，普食应清淡，不宜食用辛辣食物，以减轻对胃黏膜的刺激。

续表

操作要点	护患沟通
	患者：好的。 护士：您这样躺着舒服吗？需要帮您抬高床头吗？ 患者：我想就这样休息一会儿。 护士：好，那您好好休息，有什么需要及时按铃通知我，我也会多来看您的。 患者：好的，谢谢你，小李。

【注意事项】

1. 人文式情景护理注意事项

（1）护士在操作过程中应尊重关爱患者，与患者做好沟通，解释鼻饲的目的、操作过程，让患者感到放松，减轻焦虑感。

（2）鼻饲前应做好房间的清洁，保持环境干净整洁。

（3）操作过程中，注意观察患者生命体征、面部表情等。

（4）鼻饲后告知患者保持半卧位 20 ～ 30 分钟，预防呕吐。

（5）操作结束后仔细交代患者胃管维护的注意事项。

2. 操作注意事项

（1）掌握食管的解剖特点，插管时动作轻柔，避免损伤食管黏膜，尤其是通过食管的 3 个狭窄部位（环状软骨水平处、平气管分叉处、食管通过膈肌处）。

（2）插入胃管至 10 ～ 15cm（咽喉部）时，若为清醒患者，嘱其做吞咽动作；若为昏迷患者，则用左手将其头部托起，使下颌靠近胸骨柄，以利插管。

（3）插管过程中如患者出现呛咳、呼吸困难、发绀等，表明胃管误入气管，应立即拔出。

（4）每次鼻饲前均应检查胃管是否在胃内，若抽出胃内容物＞150ml时，应通知医生；每次鼻饲前后均应用少量温开水冲管，防止鼻饲液凝结堵管。

（5）未接引流或未鼻饲时，将胃管末端反折，纱布包好，用橡皮筋扎紧或用夹子夹紧，别针固定于大单、枕旁或患者衣领处。

（6）鼻饲液温度应保持在38～40℃；每次量不超过200ml，间隔时间大于2小时；新鲜果汁与牛奶应分别注入，防止产生凝块；药片应研碎溶解后注入。

（7）食管静脉曲张、食管梗阻的患者禁忌使用鼻饲法。

（8）长期鼻饲者应每天进行两次口腔护理，并定期更换胃管，普通胃管每周更换一次，硅胶胃管每月更换一次。

（9）拔管时，嘱患者深呼吸，在呼气时边拔边擦拭胃管，管端至咽喉部时快速拔出。

二、胃肠减压技术

胃肠减压是将胃管从口腔或鼻腔插入，连接胃肠减压器，在负压和虹吸原理的作用下使胃内容物引出患者体外的一种方法。

【目的】

1. 解除或者缓解肠梗阻所致的症状。

2. 进行胃肠道手术的术前准备，以减少肠胀气。

3. 术后吸出胃肠内气体和胃内容物，减轻腹胀，减少缝线张力和伤口疼痛，促进伤口愈合。

4. 通过对胃肠减压吸出物的判断，可观察病情变化和协助诊断。

【操作前准备】

1. 用物准备

（1）治疗车上层：治疗碗、弯盘、压舌板、镊子、胃管、20ml注射器、纱布、治疗巾、液状石蜡、棉签、胶布、听诊器、手电筒、别针、温水、口腔护理用物、手消毒液、负压吸引器、医用口罩、医嘱执行本。

（2）治疗车下层：生活垃圾桶、医疗垃圾桶、锐器盒。

2. *护士准备*　衣帽整洁，修剪指甲，洗手，戴口罩。

3. *环境准备*　干净整洁，光线充足，温度适宜。

【操作步骤】

操作要点	护患沟通
1. 双人核对胃肠减压医嘱。 2. 携用物至患者床旁，核对患者信息，解释操作目的。 3. 评估患者：年龄、意识、生命体征、病情、鼻腔的通畅性、有无鼻腔手术史、合作程度、心理状态等。	护士：阿姨，您好！我是您的责任护士小李，您今天所有的护理操作由我来为您完成，现在我需要核对一下您的信息，请问您叫什么名字？ 患者：张丽。 护士：张阿姨您好！我能看一下您的腕带吗（包括姓名、年龄、住院号）？由于您病情需要，遵医嘱给您行胃肠减压术，您以前插过胃管吗？ 患者：没有。 护士：阿姨，插胃管就是将一根细小的胃管从一侧鼻腔经食管轻轻插入胃里，连接负压引流器减轻您的腹胀感，操作过程中可能会有轻微的恶心感，请您不要担心，放轻松，配合我就行，我会动作轻柔的。 患者：好的。 护士：阿姨，请问您以前做过鼻腔手术吗？ 患者：没有。 护士：您有佩戴假牙吗？ 患者：没有。 护士：那请您先休息一下，我去准备一下用物。 患者：好的。
1. 插胃管操作同鼻饲插管操作流程，详见本	护患沟通同鼻饲技术。 护士：阿姨，您现在感觉腹胀好些了吗？有其他的不舒服吗？

续表

操作要点	护患沟通
节"鼻饲技术"。 2. 连接负压引流器：确认胃管在胃里后，固定胃管，用注射器抽吸出胃内容物，调整负压吸引器并与胃管末端连接，保持引流通畅，妥善固定于床旁，用别针固定在患者衣服上。 3. 观察引流液的性质和量。 4. 操作后再次核查患者的腕带信息。 5. 交代注意事项，整理床单位。 6. 整理用物，洗手、脱口罩，记录。	患者：肚子胀比之前好多了，现在感觉还有点恶心、想吐。 护士：您先平复一下呼吸看能不能缓解。 患者：好的。 护士：阿姨，胃管里引流出来为棕褐色的胃内容物，量比较多，这与您肠梗阻的病情有关。您不用担心，我们会及时为您更换负压引流器的。 患者：好。 护士：负压引流器已为您固定好，您翻身时注意不要压迫、拉扯到胃管和引流器，咳嗽时可用手扶住胃管，以免引起脱管。张阿姨，现在我还需要最后一次核对您的腕带信息，请您配合我。 患者：好的。 护士：持续负压引流过程中，若感觉心慌、呛咳、呼吸困难、腹胀加重等，请您立即按铃通知我，我也会及时来看您的。 患者：好，谢谢你，小李。 护士：那您现在感觉恶心呕吐好些了吗？ 患者：好多了，腹胀也好些了。 护士：那就好，阿姨，还有个事需要跟您强调一下，在胃肠减压期间您是不能进食水的，如果您感觉口咽部很干，可以让家属用湿棉签湿润口腔，或者涂抹润唇膏，我们也会经常来看您的。 患者：好，我知道了。 护士：您现在的体位舒服吗？需要帮您抬高床头吗？ 患者：就这样就行。 护士：那您先好好休息。 患者：好的。

【注意事项】

1. 人文式情景护理注意事项

（1）护士在操作过程中应尊重关爱患者，做好沟通，解释胃肠解压的目的、操作过程，让患者感到放松，减轻焦虑感。

（2）操作过程中，注意观察患者生命体征、面部表情等。

（3）胃肠减压患者禁食水，每天应进行 2 次口腔护理，保持口唇湿润。

（4）操作结束后仔细交代患者胃管及负压器维护的注意事项。

2. 操作注意事项

（1）保持胃管固定牢固、通畅，防止受压、扭曲、脱出。

（2）胃肠减压器内引流液及时倾倒（不可超过 2/3），观察引流液颜色、性质和量，并做好记录。

（3）倾倒引流液或更换胃肠减压器时将胃管末端反折，防止空气进入。

（4）减压期间应禁止进食和饮水，如必须经口服药者，应在服药后停止减压 2 小时。

（5）为保持减压的通畅，应定时用温开水冲洗胃管，以免堵塞。

（6）负压吸引力不可过强，以免堵塞管口和损伤胃黏膜。

（7）胃肠减压器每日更换。

（8）长期胃肠减压者，每个月更换胃管 1 次，从另一侧鼻孔插入。

三、洗胃技术

洗胃技术是将一定成分的洗胃液灌入胃内，混合胃内容物后再抽出，如此反复多次进行的一种方法。

【目的】

1. 解毒　清除胃内毒物或刺激物，减少毒物的吸收。

2.减轻胃黏膜水肿　幽门梗阻患者饭后常有滞留现象，引起上腹胀、恶心、呕吐等症状，通过洗胃，减轻潴留物对胃黏膜的刺激，减轻胃黏膜的水肿、炎症。

3.清洁胃腔　为胃部手术、检查做准备。

【操作前准备】

1.用物准备

（1）口服催吐法

1）治疗盘内:量杯或水杯、压舌板、水温计、弯盘、治疗巾、医用口罩、医嘱执行本。

2）水桶两只:分别盛洗胃液、污水。

3）洗胃溶液:遵医嘱准备洗胃液，一般用量为 10 ～ 20L，温度 25 ～ 38℃为宜。

4）为病人准备洗漱用物（可取自病人处）。

（2）洗胃机洗胃法

1）治疗盘内:胃管、镊子、纱布、防水布、治疗巾、标本瓶、量杯、水温计、压舌板、弯盘、棉签、50ml 注射器、听诊器、手电筒、液状石蜡、胶布、医用口罩，必要时备张口器、牙垫、舌钳放于治疗碗内。

2）水桶两只:分别盛洗胃液、污水。

3）洗胃溶液:同口服催吐法。

4）洗胃设备:全自动洗胃机。

2.护士准备　衣着干净整洁，修剪指甲，洗手。

3.环境准备　安静、整洁，光线明亮，温度适宜。

【操作步骤】

操作要点	护患沟通
1.双人核对洗胃医嘱、洗胃方式。 2.携用物至患者床旁，核对患者信息，解释操作	护士:叔叔，您好！我是值班护士小李，您今天所有的护理操作由我来为您完成，现在我需要核对一下您的信息，请问您叫什么名字？

操作要点	护患沟通
的目的（若是昏迷患者使用自动洗胃机洗胃，与患者家属做好沟通，取得家属理解）。 3. 评估患者：神志、年龄、生命体征、病情、合作程度、口鼻黏膜有无损伤、有无活动性义齿、对洗胃的耐受能力等。	患者：陈伟。 护士：陈叔叔您好！我能看一下您的腕带吗（包括姓名、年龄、住院号）？由于您病情需要，遵医嘱给您催吐洗胃，您知道催吐洗胃吗？ 患者：不知道。 护士：叔叔，口服催吐洗胃就是将一定量的洗胃液分次口服，自呕或是使用压舌板刺激舌根催吐，排出胃内容物，过程中可能会有不适感，请您配合我。 患者：好的。 护士：您有佩戴假牙吗？ 患者：没有。 护士：那请您先休息一下，我去准备一下用物。 患者：好的。
洗胃（口服催吐法） 1. 护士洗手、戴口罩。 2. 协助患者取坐位。 3. 准备：围好围裙，置污物桶于病人坐位前或床旁。 4. 自饮灌洗液：指导患者每次饮液量300～500ml。 5. 催吐：自呕或者用压舌板刺激舌根催吐。 6. 结果：反复自饮→催吐，直至吐出的灌洗液澄清无味。	护士：叔叔，现在感觉怎么样？有什么不舒服吗？ 患者：胃很难受，有点儿心慌。 护士：能坐起来坚持一会儿吗？这样便于我们进行催吐。 患者：可以。 护士：那我协助您坐起来，围上围裙，以免弄脏您的衣裤。 患者：好的，谢谢你。 护士：叔叔，在口服灌洗液前，我还需要再次核对您的腕带信息。这是400ml的灌洗液，请您尽量一次性喝完。

续表

操作要点	护患沟通
7. 观察：洗胃过程中，随时注意洗出液的性质、颜色、气味、量及病人面色、脉搏、呼吸和血压的变化。如病人有腹痛、休克、洗出液呈血性，应立即停止洗胃，采取相应的急救措施。 8. 操作后再次核对患者的腕带信息。 9. 整理用物：协助患者漱口、洗脸，帮助患者取舒适卧位，整理床单位、清洁洗胃机、清理用物。 10. 洗手，脱口罩，记录。 **洗胃（全自动洗胃机洗胃）** 1. 操作前检查：通电，检查机器功能完好，并连接各种管道。 2. 插胃管：操作步骤同鼻饲插胃管。 3. 连接洗胃管，将已配好的洗胃液倒入水桶内，药管的另一端放入洗胃液桶内，污水管的另一端放入空水桶内，胃管的另一端与已插好的患	患者：好的。 护士：喝完后进行自呕，看能不能呕吐出来胃内容物。 患者：不行，护士，我吐不出来。 护士：那我用压舌板刺激您的舌根帮助您呕吐。 患者：可以。 护士：叔叔，吐出来的胃内容物颜色还比较深，您还需要再重复喝几次灌洗液，直到吐出来的灌洗液澄清无味。 患者：好的。 护士：（20 分钟后）叔叔，现在吐出来的灌洗液基本清亮了，也没什么异味。您感觉胃还很难受吗？ 患者：胃稍微好些了。 护士：我帮您擦洗一下口鼻部，温开水漱一下口。 患者：好。 护士：叔叔，您这样躺着舒服吗？需要抬高床头吗？ 患者：不需要。 护士：那您先好好休息，有什么不舒服及时按铃通知我，床旁铃在这里，我也会随时来看您的。 患者：好的，谢谢你，小李。

操作要点	护患沟通
者胃管相连，调节药量流速。 4. 操作中核查患者的腕带信息。 5. 吸出胃内容物：按"手吸"键，吸出物送检；再按"自动"键，机器即开始对胃进行自动冲洗，直至洗出液澄清无味为止。（操作前的核对、准备、评估及操作过程中的观察记录同口服催吐法）	

【注意事项】

1. 人文式情景护理注意事项

（1）操作过程中，注意关注患者的心理状态及对康复的信心。

（2）对自服毒物者，耐心劝导，做针对性心理护理，帮助其改变认知，并为患者保守秘密与隐私，减轻其心理负担。

（3）操作结束后及时为患者清洁口鼻部，漱口等。

2. 操作注意事项

（1）当中毒物质不明时，洗胃溶液可选用温开水或者生理盐水，待毒物性质明确后，再采用对抗洗胃剂。

（2）患者若吞服强酸强碱等腐蚀性药物，禁忌洗胃，以免造成穿孔。上消化道溃疡、食管静脉曲张、胃癌等患者一般不洗胃，昏迷患者洗胃应谨慎。若是昏迷患者使用自动洗胃机洗胃，与患者家属做好沟通，取得家属理解。

（3）全自动洗胃机洗胃，操作前检查机器功能是否完好，并连接好各种管道。

（4）洗胃过程中，随时注意洗出液的性质、颜色、气味、量及病人面色、脉搏、呼吸和血压的变化。如病人有腹痛、休克、洗出液呈血性，应立即停止洗胃，采取相应的急救措施。

（5）洗胃后注意患者胃内毒物清除状况，中毒症状有无得到缓解或控制。

（闫　婧）

四、灌肠技术

灌肠法是将一定量的液体由肛门经直肠灌入结肠，以帮助病人清洁肠道、排便、排气或由肠道供给药物或营养，达到确定诊断和治疗目的的方法。根据灌肠的目的不同可分为保留灌肠和不保留灌肠。根据灌入的液体量又可将不保留灌肠分为大量不保留灌肠和小量不保留灌肠。下面我们操作将以大量不保留灌肠为例。

【目的】

1. 大量不保留灌肠　解除便秘、肠胀气，清洁肠道，减轻中毒，降低温度。

2. 小量不保留灌肠　软化粪便，解除便秘；排出肠道内的气体，减轻腹胀。

3. 保留灌肠　镇静、催眠，治疗肠道感染。

【操作前准备】

1. 用物准备

（1）治疗车上层：根据医嘱准备灌肠液、一次性灌肠袋、液状石蜡、输液架、弯盘、水温计、孔巾、治疗巾、手消毒液、手套、纸巾、医用口罩、医嘱执行本。

（2）治疗车下层：生活垃圾桶、医疗垃圾桶、便盆、便盆巾。

2. 护士准备　衣帽整洁，修剪指甲，洗手，戴口罩。

　　3. 环境准备　干净整洁，光线充足，温度适宜，关闭门窗，围帘或者屏风遮挡患者。

【操作步骤】

操作要点	护患沟通
1. 双人核对灌肠医嘱。 2. 携用物至患者床旁，核对患者信息及灌肠溶液、解释灌肠的目的及配合要点。 3. 评估患者：神志、年龄、生命体征、病情、排便情况、理解配合能力。	护士：阿姨，您好！我是您的责任护士小李，您今天所有的护理操作由我来为您完成，现在我需要核对一下您的信息，请问您叫什么名字？ 患者：张丽。 护士：张阿姨您好！我能看一下您的腕带吗？ 患者：可以。 护士：阿姨，您有几天没有排便了？感觉肚子胀吗？ 患者：已经有 5 天没解大便了，这两天感觉肚子胀得特别明显，很难受。 护士：别担心，阿姨，医生已经给您开了灌肠医嘱，待会儿给您灌肠后解了大便就会好一些。 患者：好。 护士：您以前灌过肠吗？ 患者：没有。 护士：灌肠就是将一定量的液体由肛门经直肠灌入结肠，帮助你软化排出大便，减轻腹胀，操作过程中您可能会有腹胀、便意感，请您放轻松，配合我深呼吸，我也会动作轻柔的。 患者：好的。 护士：您现在需要解小便吗？

续表

操作要点	护患沟通
	患者：不需要。 护士：那您先休息一下，我去准备用物。 患者：好的。
1. 环境准备：关好门窗，调整房间温度，拉好围帘或者使用屏风保护患者隐私，保证足够的光线。 2. 体位准备：协助患者取左侧卧位，双膝弯曲，裤腿脱至膝部，臀部移至床沿，治疗巾垫于患者臀下，弯盘置于臀旁，纸巾放于治疗巾上。不能自我控制排便的患者可取仰卧位，臀下垫便盆。 3. 肛门评估：肛周皮肤完整性，有无痔疮等。 4. 用物准备：按医嘱准备灌肠液，倒入一次性灌肠袋，排气备用。	护士：张阿姨，因为操作需要暴露您的臀部，您可能会觉得有点冷，我已经给您调整了房间温度，您看这个温度合适不？ 患者：可以，这样刚刚好。 护士：我已经拉好了围帘，让我协助您脱下双侧裤腿，请您放松别紧张。 患者：好的。 护士：阿姨，现在您需要配合我将臀部移到床边，轻轻抬起臀部，将治疗巾给您垫于臀下，双膝弯曲。 患者：好。 护士：阿姨，你有痔疮吗？ 患者：没有。 护士：那我先给您盖上被子，等我把灌肠液准备好就给您灌肠。 患者：好的。
大量不保留灌肠 1. 将配好的灌肠液挂于输液架上，液面高于肛门40～60cm，位置过高，压力过大，液体流入速度过快，不易保留，且易造成肠道损伤。 2. 洗手、戴手套。 3. 润管、排气：润滑灌肠管前端，关闭开关。	护士：阿姨，现在准备给您灌肠了，还需要再次核对您的腕带信息。在灌肠过程中，您可能会有轻微腹胀、便意感，请您不要紧张，配合我张口深呼吸就行，如果出现剧烈腹痛、心慌出冷汗等情况，请您立即告诉我。 患者：好的。 护士：阿姨，有什么不舒服吗？感觉疼吗？

操作要点	护患沟通
4. 操作中核对患者的腕带信息	患者：不疼，感觉肛门周围有一点点胀。
5. 插管：一手取卫生纸分开臀部，暴露肛门口，嘱患者深呼吸，一手将灌肠管轻轻插入直肠 7～10cm，固定灌肠管。插管时顺应肠道解剖，勿用力，以防损伤肠黏膜。如插入受阻，可退出少许，旋转后缓缓插入。小儿插入深度为 4～7cm。	护士：有一点点胀是正常的，尽量放松，张口深呼吸。 患者：好。 护士：灌肠液的温度我已经配制好，如果灌入后您还是感觉冷，请您告诉我。 患者：不冷，刚好。 护士：好，那我打开开关了，如果出现什么不舒服，请您告诉我。 患者：好的。
6. 灌液：打开开关，使液体缓缓流入。	护士：阿姨，已经给您灌完肠了，请您尽量保留 5～10 分钟后再去上厕所。
7. 观察：液体灌入过程中，密切观察桶内液面下降速度和病人情况。如液面下降过慢或停止，多由于灌肠管前端孔道被堵塞，可移动灌肠管或者挤捏管道，使堵塞管孔的粪便脱落。如患者感觉腹胀或有便意，可嘱患者张口深呼吸，放松腹部肌肉，并降低灌肠袋的高度以减慢流速或暂停片刻，以便转移患者的注意力，减轻腹压，同时减少灌入溶液的压力。如患者出现脉速、面色苍白、大汗、剧烈腹痛、心慌气促，此时可能发生肠道剧烈痉挛	患者：我尽量。 护士：现在让我帮助您擦净肛周皮肤，穿好裤子。 患者：好，谢谢你，小李。 护士：不用谢，阿姨。我还需要最后一次核对您的腕带信息，请您配合我。您看现在的卧位舒服吗？ 患者：我想就这样侧着休息一下。 护士：好，那过几分钟我来扶您去厕所，您先休息下。如果有什么不舒服请您按铃通知我，床旁铃在这里。 患者：好的。

操作要点	护患沟通
或出血，应立即停止灌肠，与医生联系，给予及时的处理。 8. 拔管：待灌肠液即将流尽时关闭开关，用卫生纸包裹灌肠管轻轻拔出，弃于医疗垃圾桶内，擦净肛门，脱下手套，洗手。 9. 操作后再次核对患者的腕带信息。 10. 保留灌肠液：协助患者取舒适卧位，嘱其尽量保留5～10分钟后再排便。降温灌肠时液体要保留30分钟，排便后30分钟再测量体温。 11. 协助排便：对不能下床的病人，给予便盆，将卫生纸、呼叫器放于易取处；协助能下床的患者上厕所排便。 12. 整理用物：排便后及时取出便盆，擦净肛门，必要时留取标本送检。协助患者穿裤，整理床单位，开窗通风。 13. 分类处理用物，洗手，记录。(小量不保留灌肠和保留灌肠用物准备、操作前核对评估、操作要点同大量不保留灌肠，不同之处见注意事项)。	

【注意事项】

1. 人文式情景护理注意事项

(1) 护士在操作过程中应尊重患者，与患者做好沟通，让患者感到放松。

(2) 拉好围帘或者使用屏风，保护患者隐私。

(3) 保持房间内适宜的温湿度，避免受凉。

(4) 灌肠过程中，注意观察患者生命体征、面部表情等。

(5) 注意灌肠液的温度，避免温度过低或过高导致患者不适。

(6) 灌肠过程中，如患者有腹胀或便意时，应嘱患者做深呼吸，安慰患者，以减轻不适。

2. 操作注意事项

(1) 妊娠、急腹症、消化道出血、严重心脏病等患者不宜灌肠；直肠、结肠和肛门等手术后及大便失禁的患者不宜做保留灌肠。

(2) 伤寒患者灌肠时溶液不超过 500ml，液面不高于肛门 30cm；肝性脑病患者禁用肥皂水灌肠；充血性心力衰竭和水钠潴留患者禁用 0.9% 氯化钠溶液灌肠。

(3) 灌肠时液面高于肛门 40～60cm，插管时顺应肠道解剖，勿用力，以防损伤肠黏膜。如插入受阻，可退出少许，旋转后缓缓插入。

(4) 灌肠过程中如液面下降过慢或停止，可移动灌肠管或者挤捏管道，使堵塞管孔的粪便脱落；如患者感觉腹胀或有便意，嘱患者张口深呼吸，放松腹部肌肉，降低灌肠袋的高度以减慢流速或暂停片刻；如患者出现脉速、面色苍白、大汗、剧烈腹痛、心慌气促，此时可能发生肠道剧烈痉挛或出血，应立即停止灌肠，与医生联系，给予及时的处理。

(5) 保留灌肠前嘱患者排便，肠道排空有利于药液吸收；了解灌肠的目的和病变部，以确定患者的体位和插入的深度。

灌肠管宜细，插入宜深，速度宜慢，量宜少（不超过 200ml），压力要低，以减少刺激，使灌入的药液能保留较长时间。

（6）不保留灌肠灌成人肠管插入深度为 7～10cm，小儿插入深度为 4～7cm；保留灌肠管插入深度为 15～20cm。

（7）大量不保留灌肠嘱其尽量保留 5～10 分钟后再排便，小量不保留灌肠嘱其尽量保留 10～20 分钟后再排便，保留灌肠嘱其尽量保留 60 分钟后再排便，降温灌肠时要保留 30 分钟，排便后 30 分钟再测量体温。

五、导尿技术

导尿技术是指在严格无菌操作下，用导尿管经尿道插入膀胱引流尿液的方法。

【目的】

1. 抢救危重、休克患者时正确记录每小时尿量、测量尿比重。

2. 为盆腔手术患者排空膀胱。

3. 某些泌尿系统疾病手术后留置导尿管，便于引流和冲洗。

4. 为尿失禁或会阴部有伤口的患者引流尿液，保持会阴部的清洁干燥。

5. 为尿失禁患者行膀胱功能训练。

6. 为尿潴留患者引流出尿液，减轻痛苦。

7. 为膀胱肿瘤患者进行膀胱化疗。

8. 协助临床诊断。

【操作前准备】

1. 用物准备

（1）治疗车上层：一次性导尿包、手消毒液、弯盘、一次性垫巾或小橡胶单和治疗巾一套、医嘱执行本。

（2）治疗车下层：便盆、便盆巾、生活垃圾桶、医疗垃圾桶。

2. 护士准备　干净整洁，修剪指甲，洗手，戴口罩。

3.环境准备 干净整洁，光线充足，温度适宜，关闭门窗，围帘或者屏风遮挡患者。

【操作步骤】

操作要点	护患沟通
1.核对导尿医嘱。 2.携用物至患者床旁，核对患者信息、解释操作的目的。 3.评估患者：神志、年龄、生命体征、病情、合作程度。	护士：阿姨，你好！我是您的责任护士小李，您今天所有的护理操作由我来为您完成，现在我需要核对一下您的信息，请问您叫什么名字？ 患者：张丽。 护士：张阿姨您好！我能看一下您的腕带吗（包括姓名、年龄、住院号）？由于您病情需要，遵医嘱给您留置尿管，您以前插过尿管吗？ 患者：没有。 护士：阿姨，导尿就是将一根细小的尿管由尿道口轻轻插入膀胱，帮助您减轻腹胀感，排出膀胱里的尿液，操作过程中请您不要担心，放轻松，配合我就行，我会动作轻柔的。 患者：好的。
1.环境准备：关好门窗，调整房间温度，拉好围帘或者使用屏风保护患者隐私，保证足够的光线。 2.体位准备：协助患者取仰卧位，护士站于患者右侧，帮助患者脱去对侧裤腿，盖于近侧腿上，患者两腿	护士：张阿姨，因为操作需要暴露您的外阴，您可能会觉得有点冷，我已经给您调整了房间温度，您看这个温度合适不？ 患者：可以，这样刚刚好。 护士：我已经拉好了围帘，让我协助您脱下对侧裤腿，请您放松别紧张。 患者：好的。

续表

操作要点	护患沟通
屈膝自然分开,暴露外阴,治疗巾垫于患者臀下。 3. 外阴评估:皮肤黏膜情况和清洁度。 4. 检查用物:导尿管的型号、材质、有效期。	护士:阿姨,现在您需要配合我两腿弯曲,略向外展开。 患者:可以。
导尿(女性患者): 1. 外阴消毒:将弯盘置于患者近外阴处,六步洗手法洗手,戴口罩,核对检查并打开导尿包,操作者一手带上手套,一手持镊子夹取消毒棉球依次消毒阴阜、大阴唇,另一戴手套的手分开大阴唇,消毒小阴唇和尿道口。消毒完毕脱下手套移开弯盘和小方盘。消毒中每个棉球限用一次,平镊不可接触肛门区域,消毒顺序由外向内、自上而下。 2. 戴无菌手套,铺孔巾:六步洗手法洗手后,将导尿包置于患者两腿之间,按无菌技术原则打开治疗巾,带上无菌手套,取出孔巾,铺在患者的外阴处并暴露外阴部。 3. 整理用物,润滑尿管,进行再次消毒:按顺序整理	护士:张阿姨,现在我要给您消毒会阴部,消毒液可能有点凉,请您稍微忍耐一下,我会动作轻柔的。 患者:好的。 护士:我先给您用消毒棉球感受一下,您觉得凉吗? 患者:不凉。 护士:好的,我开始给您消毒了。 患者:好。 护士:阿姨,我已经给您铺好了治疗巾,请您尽量保持这个姿势不动,以免污染无菌区域。 患者:好的。 护士:阿姨,现在要给您进行最后一次消毒,请您放轻松别紧张。 患者:好的。 护士:阿姨,现在要为您进行导尿了,我还需要再次核对您的腕带信息。导尿过程中可能会有轻微不适感,请您张口呼吸配合我,我也会动作轻柔的,若有剧烈疼痛,请立即告诉我。 患者:好的。 护士:阿姨,现在感觉怎么样?疼吗?

操作要点	护患沟通
好用物，取出导尿管润滑前段，将导尿管和集尿袋的引流管连接，将盛有消毒液棉球的弯盘置于患者外阴处，一手分开并固定小阴唇，一手持镊子夹取消毒液棉球，分别消毒尿道口、两侧小阴唇、尿道口。再次消毒的顺序是内、外、内，自上而下。 4. 操作中核对患者的腕带信息。 5. 导尿：将方盘置于孔巾旁，嘱患者张口呼吸，用另一镊子夹持导尿管对准尿道口轻轻插入尿道4～6cm，见尿液流出再插入7～10cm，连接集尿袋，连接注射器向气囊内注入10～15cm的无菌溶液，轻拉导尿管有阻力感，即证实尿管固定于膀胱内。 6. 固定集尿袋：导尿成功后，夹闭引流管，撤下孔巾，擦净外阴，固定好尿管与集尿袋，集尿袋固定低于膀胱高于地面10cm，开放导尿管，首次放尿不超过1000ml。	患者：不疼。 护士：阿姨，如果您感觉到剧烈疼痛请告诉我。 患者：好的。 护士：阿姨，尿管已为您插好，您现在有什么不舒服吗？ 患者：没有。 护士：那就好，现在我为您清洁一下会阴，固定好尿管尿袋，穿好衣裤，盖上被子。 患者：好，谢谢你，小李。 护士：阿姨，尿管给您固定好了，平时床上翻身都没问题，注意不要拉扯、压迫尿管就行。我还需要最后一次核对您的腕带信息，请您配合我。 患者：好的。 护士：现在集尿袋里引流出的尿液是正常的，约600ml，你感觉腹胀好些了吗？ 患者：好多了。 护士：那就好，我暂时给您夹闭尿管，请您不要自行打开开关，以免第一次放尿过多造成您的不舒服。 患者：好。 护士：阿姨，留置尿管期间您可以多喝点温开水，多排尿对膀胱有冲洗作用，能减少感染的危险。 患者：好的。

续表

操作要点	护患沟通
7. 操作后再次核对患者的腕带信息。 8. 告知注意事项。 9. 分类处理用物，洗手、记录。 **导尿（男性患者）：** 男性患者导尿操作前的沟通、查对、评估及准备工作同女性患者。消毒与导尿见下： 1. 外阴消毒：消毒顺序依次为阴阜、阴茎、阴囊，另一戴手套的手取无菌纱布裹住阴茎将包皮向后推暴露尿道口，自尿道口向外向后旋转擦拭尿道口、龟头及冠状沟。 2. 戴无菌手套，铺孔巾：孔巾铺在患者外阴处并暴露阴茎。 3. 整理用物，润滑尿管，进行再次消毒：再次消毒的顺序为尿道口、龟头、冠状沟。 4. 导尿：一手持无菌纱布固定阴茎并提起，使之与腹壁成 60° 角，将方盘置于孔巾口旁，嘱患者张口呼吸，用另一镊子夹持尿管对准尿道口轻轻插入尿	护士：您看您现在躺着舒服吗？需要将床头抬高些吗？ 患者：不需要。 护士：好的，张阿姨，您好好休息，床旁铃在这里，有什么需要及时按铃通知我，过会儿我再来看您。 患者：好的。 男性患者导尿护患沟通同女性患者。

操作要点	护患沟通
道 20～22cm，见尿后再插入 7～10cm，连接注射器向气囊内注入等量的无菌溶液，轻拉导尿管有阻力感即证实导尿管固定于膀胱内。	

【注意事项】

1. 人文式情景护理注意事项

（1）护士在操作过程中应尊重患者，与患者做好沟通，让患者感到放松。

（2）拉好围帘或者使用屏风，保护患者隐私。

（3）保持房间内适宜的温湿度，避免受凉。

（4）导尿过程中，注意观察患者生命体征、面部表情等。

（5）导尿结束后，仔细交代患者尿管维护的注意事项。

2. 操作注意事项

（1）严格执行查对制度和无菌操作技术原则。

（2）为避免损伤和导致泌尿系统的感染，必须掌握男性和女性尿道的解剖特点。

（3）对极度虚弱且膀胱高度膨胀的患者首次放尿不得超过1000ml。

（4）老年女性患者尿道口回缩，插管时应仔细观察、辨认，避免误入阴道。

（5）为女性患者导尿时，如误入阴道，应更换无菌导尿管，然后重新插管。

（6）操作过程中出现较大阻力，应停止导尿，以免损伤尿道黏膜。

（7）集尿袋固定应低于患者膀胱，高于地面 10cm。

（8）气囊内严禁注入空气，避免漏气造成尿管脱出。

六、膀胱冲洗技术

膀胱冲洗是利用三通的导尿管，将无菌溶液灌入到膀胱内，再利用虹吸原理将灌入的液体引流出来的方法。

【目的】

1. 保持尿液引流通畅。

2. 治疗某些膀胱疾病。

3. 清除膀胱内的血凝块、黏液、细菌等，预防膀胱感染。

4. 前列腺及膀胱手术后预防血块形成。

【操作前准备】

1. 用物准备

（1）治疗车上层：三腔导尿管、冲洗液、冲洗管、调节器、无菌纱布、输液架、弯盘、胶布、别针、棉签、医用口罩、手消毒液、治疗巾、医嘱执行本。

（2）治疗车下层：生活垃圾桶、医疗垃圾桶。

2. 护士准备　衣帽整洁，修剪指甲，洗手，戴口罩。

3. 环境准备　干净整洁，光线充足，温度适宜，关闭门窗，围帘或者屏风遮挡患者。

【操作步骤】

操作要点	护患沟通
1. 双人核对膀胱冲洗医嘱。 2. 携用物至患者床旁，核对患者信息、解释操作的目的。 3. 环境准备：关好门窗，调整房间温度，拉好围帘或者使用	护士：阿姨，您好！我是您的责任护士小李，您今天所有的护理操作由我来为您完成，现在我需要核对一下您的信息，请问您叫什么名字？ 患者：张丽。 护士：张阿姨您好！我能看一下您的腕带吗（包括姓名、年龄、住院号）？由于您病情需要，遵医嘱给您行膀胱冲洗，您知道膀胱冲洗吗？

操作要点	护患沟通
屏风保护患者隐私，保证足够的光线。 4. 评估患者：神志、年龄、生命体征、病情、尿液的性状、有无尿频、尿急、尿痛、膀胱憋尿感、是否排尽尿液及尿管通畅情况(洗手、戴口罩)。	患者：不知道。 护士：阿姨，膀胱冲洗就是将尿管与冲洗管连接，通过冲洗液反复的冲洗来预防您术后膀胱与尿道血凝块的形成，操作过程中请您不要担心，放轻松，配合我就行，我会动作轻柔的。 患者：好的。 护士：阿姨，您这两天感觉尿频、尿痛，小腹有憋胀感吗？ 患者：插上尿管后就没有那种感觉。 护士：好的，那我帮您看看尿管通畅情况，我会轻轻挤压尿管，如有疼痛请您及时告诉我。 患者：不疼。 护士：阿姨，您的尿管是通畅的，可以进行膀胱冲洗，您先休息一下，我去准备用物。 患者：好的。
膀胱冲洗 1. 操作中核对患者腕带信息。 2. 悬挂冲洗液，将冲洗管与冲洗液连接，排气，另一头连接三腔尿管的进口。连接前对各个连接部位进行消毒。 3. 打开冲洗管，夹闭尿袋，根据患者尿色深浅遵医嘱调节冲洗速度。	护士：阿姨，现在冲洗管和尿管已经连接好，准备行膀胱冲洗，冲洗前还需要核对您的腕带信息。在冲洗过程中，如果您感觉到尿意、疼痛、小腹部憋胀感明显、请您立即告诉我。 患者：好的。 护士：阿姨，已经冲洗一会儿了，您有什么不舒服吗？有小腹胀痛吗？ 患者：暂时还没有。 护士：那就好，现在冲洗出的液体颜色偏红，反复冲洗后颜色会慢慢变浅变正常，如果您发现冲洗出来的液体颜色变深，请您及时通知我，我也会经常巡视病房的。

续表

操作要点	护患沟通
4. 待患者有尿意或者滴入 200～300ml 后，关闭冲洗管，打开尿袋，排出冲洗液，如此反复进行。 5. 持续冲洗过程中，观察患者的反应及冲洗液的颜色和量，评估冲洗液入量和出量，膀胱有无憋胀感。 6. 操作后再次查对患者的腕带信息。 7. 与静脉输液管路使用不同输液杆，在移动输液架上悬挂膀胱冲洗标识。 8. 做好健康宣教，指导病人放松，适当改变体位可能出现的不适，如何保证冲洗管路的通畅。 9. 协助患者取舒适卧位，整理床单位。 10. 整理用物，洗手，脱口罩，记录。	患者：好的。 护士：阿姨，冲洗速度我已经调节好，请您不要随意调节冲洗速度，以免造成您的不适。 患者：好。 护士：冲洗管已经固定好，您翻身时注意不要压迫导管，以免造成引流不通畅引起腹胀等不适。现在还需要最后一次核对您的腕带信息，请您配合我。 患者：好的。 护士：那您现在体位舒服吗？需要抬高床头吗？ 患者：不需要，就这样就好。 护士：好的，您先好好休息，有什么需要及时按铃通知我们，床旁铃在这里，我过会儿再来看您。 患者：好，谢谢你，小李。

【注意事项】

1. 人文式情景护理注意事项

（1）护士在操作前与患者做好沟通，让患者感到放松。

（2）拉好围帘或者使用屏风，保护患者隐私。

（3）保持房间内适宜的温湿度，避免受凉。

（4）冬天气温较低时，冲洗液应加温至 35℃ 左右，以防止冷水刺激膀胱，引起膀胱痉挛。

（5）冲洗的过程中应询问患者感受。

2. 操作注意事项

（1）严格执行查对制度和无菌操作技术原则，防止感染。

（2）避免用力回抽造成黏膜损伤。

（3）冲洗液液面距床面约 60cm，冲洗速度根据流出液的颜色遵医嘱调节，一般为 60～80 滴 / 分。

（4）冲洗时嘱患者深呼吸，尽量放松，以减少疼痛，观察引流管是否通畅、患者反应及引流液性状。若患者出现腹痛、腹胀、膀胱剧烈收缩等情形，应停止冲洗，汇报医生。

（5）如滴入药液，在膀胱内保留 15～30 分钟后再引流出体外，或者根据医嘱延长保留时间。

（6）冲洗后如出血较多或血压下降，应立即报告医生给予处理，并准确记录冲洗量及性状。

（蔡明玉）

第九节　造口护理技术

"造口"即消化系统或泌尿系统疾病引起的，需要通过外科手术治疗对肠管进行分离，将肠管的一端引出到体表（肛门或尿道移至腹壁）形成一个开口。达到行肠道减压、减轻梗阻、保护远端肠管的吻合或损伤，促进肠道、泌尿道疾病的痊愈，甚至挽救病人的生命。

【目的】

1. 保持腹部造瘘口周围皮肤清洁。
2. 帮助患者掌握正确的护理造瘘口的方法。
3. 观察造口周围及肠黏膜皮肤情况。

【操作前准备】

1. 用物准备

（1）治疗车上层：造口袋、剪刀、纱布、弯盘、治疗碗、镊子、造口尺寸表、手套、治疗巾、一次性垫巾或小橡皮单、无菌生理盐水、皮肤保护膜。

（2）治疗车下层：生活垃圾桶、医疗垃圾桶。

2. 护士准备 衣帽整洁，仪表端庄，姿势规范，洗手，戴口罩，熟练掌握造瘘口护理技能，具备传授其技能的能力。

3. 环境准备 光线充足、温度适宜、围帘或屏风遮挡患者。

【操作步骤】

操作要点	护患沟通
1. 核对造口护理医嘱。 2. 备齐用物携至床旁，核对患者身份、解释。 3. 评估患者：意识、生命体征、病情及配合度。	护士：阿姨，您好！我是您的责任护士小李，您今天所有的护理操作由我来为您完成，现在我需要核对一下您的信息，您能告诉我您的名字吗？ 患者：张丽。 护士：张阿姨您好！我能看一下您的腕带吗（包括姓名、年龄、住院号）？遵医嘱要对您的造口袋进行更换，目的是保持局部清洁，防止感染，观察一下造口黏膜的情况，这个操作不会对您造成不适，请您不要紧张。 患者：好的。

操作要点	护患沟通
1. 环境准备：调整房间温度，保证充足的光线，拉好围帘或使用屏风保护患者隐私。	护士：张阿姨，因为操作需要暴露腹部，可能会觉得有点冷，我已经调整了病房温度，您觉得这个温度合适吗？ 患者：可以。
2. 取合适体位，暴露造口部位。	护士：请您稍微侧一下身体，我需要在造口侧下方铺巾。 患者：好的。
3. 铺一次性垫巾或小橡皮巾于造口侧下方。	护士：我现在要分离已用造口袋，如果感觉疼痛不舒服，请告诉我。 患者：好的。
4. 洗手、戴口罩、戴手套，由上向下分离已用造口袋，并观察内容物。	护士：我先用生理盐水对造口及周围皮肤进行清洁，您感觉凉吗？ 患者：不凉。
5. 用灭菌生理盐水棉球清洁造口及周围皮肤，并观察造口及周围皮肤情况，在造口周围皮肤涂上皮肤保护膜。	护士：造口肠黏膜颜色红润，无水肿，大便为黄褐色稀便，周围皮肤无异常。我会在造口周围皮肤上涂上皮肤保护膜，您有感觉不舒服吗？ 患者：没有。
6. 测量造口大小并做好标记，裁剪新造口袋，将尾端反折并用外夹关闭，撕去贴纸，将造口袋底盘由下往上紧密贴合在造口周围皮肤上，按压底盘 3～5 分钟。	护士：接下来我将贴上新的造口袋，请您放松、不要紧张，如有不适，及时告诉我，好吗？ 患者：好的。 护士：新的造口袋已贴好，为防止造口袋松脱，我需要按压造口袋底盘 3～5 分钟，按压的时候可能会有一点点不舒服，请您坚持一下。 患者：好的。
7. 观察更换后造口处及周围皮肤有无异常。	
8. 协助患者整理衣服及床单位，取舒适卧位。	护士：造口袋更换结束，在日常生活中我们需要注意尽量避免提重物，多饮水，适量进食富含粗纤维的食物，穿着宽松舒适的衣物，裤袋勿压迫造口，选择淋浴方式洗浴。
9. 告知患者注意事项。	
10. 分类处理用物，脱手套、洗手，记录。	

【注意事项】

1. 人文式情景护理注意事项

（1）护士在操作过程中应尊重患者，与患者做好沟通，让患者感到放松。

（2）拉好围帘或者使用屏风，保护患者隐私。

（3）保持房间内适宜的温湿度，避免受凉。

（4）更换造口袋过程中,注意观察患者生命体征、情绪变化。

（5）健康教育到位，使患者学会对造瘘口的自我护理技能。

2. 操作注意事项

（1）造口袋内容物 1/3 满或有渗透时应更换。

（2）造口袋背面所剪的洞口尺寸应大于造口，预防造口处摩擦损伤。

（3）分离造口袋时应注意保护皮肤，防止皮肤损伤。

（4）注意造口与伤口距离，注意保护伤口，防止袋内容物排出污染伤口。

（5）贴造口袋前应当保证造口周围皮肤干燥。

（6）造口袋裁剪时与实际造口方向相反，不规则造口应注意裁剪方向。

（7）造口袋底盘与造口袋黏膜之间保持适当空隙（1～2mm），缝隙过大会刺激皮肤易引起皮炎，过小底盘边缘与黏膜摩擦将会导致不适甚至出血。

（8）若造口处肠端有回缩、脱出或皮肤异常情况，应及时报告医生。

第十节　换药技术

换药又称为更换敷料，是对经过初期处理的伤口进一步处理的总称。包括检查创面、清除脓液及坏死组织，放置或者去除引流物，更换敷料和包扎等。

【目的】

1. 观察伤口情况。

2. 保持创面清洁，清除伤口异物及坏死组织，保持引流通畅。

3. 保持和防止伤口受损或者感染。

4. 促进组织生长，促使伤口愈合。

【操作前准备】

1. 用物准备

（1）治疗车上层：碘伏、换药盒（镊子、弯盘、治疗碗）、棉球、无菌手套、胶布、纱布、治疗巾。

（2）治疗车下层：生活垃圾桶、医疗垃圾桶。

2. 护士准备　衣着干净整洁，着淡妆，修剪指甲，洗手，戴医用口罩。

3. 环境准备　病室内无人员走动，光线充足，温度适宜，关闭门窗，围帘或者屏风遮挡患者。

【操作步骤】

操作要点	护患沟通
1. 核对换药医嘱。 2. 携用物至患者床旁，核对患者信息、解释操作的目的。 3. 评估患者：神志、年龄、生命体征、病情、合作程度。	护士：阿姨，您好！我是您的责任护士小李，您今天所有的护理操作由我来为您完成，现在我需要核对一下您的信息，您能告诉我您的名字吗？ 患者：张丽。 护士：张阿姨您好！我能看一下您的腕带吗（包括姓名、年龄、住院号）？由于您伤口昨天刚做的清创，遵医嘱给您伤口换药，麻烦您配合一下？ 患者：好的。 护士：阿姨，我们换药主要是为了看一下伤口生长的情况，其次是给伤口

续表

操作要点	护患沟通
	消毒,把坏死的组织给您清理掉,来促进肉芽组织生长。您懂我说的意思了吗? 患者:懂了。
1.环境准备:关好门窗,调整房间温度,拉好围帘或者使用屏风保护患者隐私,保证足够的光线。 2.体位准备:协助患者取舒适体位,暴露出患者伤口,治疗巾垫于患者伤口下方。 3.揭开伤口敷料:用手揭开伤口外层敷料;内层敷料用一把镊子取下,若粘住伤口,用生理盐水浸湿软化后,慢慢取下。 4.伤口评估:查看伤口及周围皮肤情况,肉芽组织生长情况及伤口颜色。 5.脱手套洗手,根据伤口评估情况准备用物,原则是先用后取,后用先取防止浪费和污染。 6.将换药用物置于换药盒中,放置在操作方便的位置。	护士:张阿姨,因为操作需要暴露您的伤口,您可能会觉得有点冷,我已经给您调整了房间温度,您看这个温度合适不? 患者:可以,这样刚刚好。 护士:我已经拉好了围帘,现在我帮您把伤口暴露出来,请您放松别紧张,我会尽量轻柔的。 患者:好的。 护士:阿姨,我现在需要在伤口下面垫一张治疗巾,以免在换药过程中消毒液把床单弄脏了,麻烦您抬一下腿。 患者:好的。 护士:张阿姨,我现在要给您揭开伤口上的敷料,可能会有点痛,如果你觉得很痛就跟我说,好吗? 患者:好的。 护士:敷料已经揭开了,我看您这个伤口长得不错,基底呈红色,也没什么渗出。 护士:现在准备给您消毒,可能会有一点凉,我先给您用消毒棉球感受一下,您觉得凉吗? 患者:不凉。 护士:好的,我开始给您消毒了,您觉得痛不痛? 患者:有一点痛。

续表

操作要点	护患沟通
7. 处理伤口，用一把无菌镊子夹取浸有消毒液的棉球递给另一把镊子，然后由内向外擦拭伤口2遍，如为污染伤口，则由外向内擦拭伤口，始终保持两把镊子不接触。 8. 消毒完伤口后，待干，用无菌纱布或者医用敷料盖住伤口，用胶布固定好。 9. 向患者宣教伤口情况及下次换药时间。 10. 用物处理，根据医用垃圾分类方法处理用物。 11. 协助患者取舒适体位，整理床单位。 12. 记录换药时间及伤口情况。	护士：因为伤口都是新的肉芽组织，神经丰富，会有一点点痛，您坚持一下，我尽量轻一点。 患者：好的。 护士：阿姨，我已经给您消毒好了，现在给您把敷料盖好就换完了。 患者：好的，谢谢您。 护士：阿姨，已经给您换好药了，伤口长得很好，这几天记得患肢不要太用力，不要浸湿敷料，如果伤口有什么异常情况，及时跟我们说，好吗？ 患者：好的，谢谢您李护士。 护士：不用谢，您现在这个体位可以吗？ 患者：可以。 护士：好的，阿姨，那您好好休息一下，我明天再来给您换药。 患者：好的。

【注意事项】

1. 人文式情景护理注意事项

（1）护士在操作过程中应尊重患者，与患者做好沟通，让患者感到放松。

（2）拉好围帘或者使用屏风，保护患者隐私。

（3）保持房间内适宜的温湿度，避免受凉。

（4）换药过程中，注意观察患者生命体征、面部表情等。

（5）做好健康宣教，跟患者仔细讲解伤口情况，消除患者焦虑情绪。

2. 操作注意事项

（1）严格执行查对制度和无菌操作技术原则。

（2）正确评估伤口情况，发现伤口异常，及时通知医生处理。

（3）保持环境清洁、安静,对所需用物按使用先后顺序备好,防止浪费和污染。

（4）操作熟练，动作轻柔，注意保护患者隐私。

（5）胶布固定时应顺着患者毛发方向。

（6）两把镊子一把接触皮肤，一把接触无菌物品，两把镊子始终不碰触。

第十一节　物理降温法

物理降温是通过物理吸热或散热的方法，使物体的温度降低；是高热患者除药物治疗外，最简易、有效、安全的降温方法。

【目的】

安全地为高温患者降温，并将患者的温度降到正常。

【操作前准备】

1. 用物准备　热水袋及布套、冰袋及布套、治疗碗（25%～30% 酒精）、小毛巾 2 条、大毛巾、衣服 1 套、便器、屏风、弯盘、体温计。

2. 护士准备　着装整齐，修剪指甲，洗手，戴口罩。

3. 环境准备　环境宽敞明亮，关好门窗，拉好窗帘，病室温度适宜。

【操作步骤】

操作要点	护患沟通
1. 核对医嘱，推治疗车至床尾。 2. 向患者作自我介绍并核对患者信息（床号、姓名、住院号）。解释物理降温的目的，操作过程中可能出现的不适感，取得患者的配合。 3. 评估患者有无禁忌证，询问患者是否对酒精或者冷过敏。 4. 评估环境是否安全，注意保护患者隐私。 5. 按需给予患者便器。 6. 关好门窗，拉好窗帘，必要时使用屏风遮挡。 7. 洗手、戴口罩；再次核对患者信息。 8. 关闭门窗，屏风遮挡患者，松开床尾盖被。 9. 用布套包裹好冰袋及热水袋，分别放置于患者头部及足底。 10. 协助患者脱去上衣，暴露出一侧上肢，下垫大毛巾，将小毛巾浸入乙醇（温水）中，	护士：阿姨您好！我是您的责任护士李××，您今天所有的护理操作都由我来为您完成，现在我需要核对一下您的信息，您能告诉我您的名字吗？ 患者：张×× 护士：张××，您好！我可以看一下您的腕带吗？（核对床号、姓名、住院号）；张阿姨，我刚刚给您测量的体温是39.5℃，您现在感觉怎么样？冷吗？ 患者：不冷，感觉全身都发烫，想喝水。 护士：张阿姨，您感觉全身发烫是因为您发热了，如果您感觉口干想喝水，可以多喝点温开水，这有助于降温；我现在准备给您做酒精擦浴，帮助您降温，请问您对酒精过敏吗？ 患者：不过敏。 护士：酒精擦浴是一种简单有效降温方法，主要是通过酒精刺激皮肤扩张血管而散热的方式来快速降温的方法。但是偶尔会有酒精过敏、寒战等现象，一旦发生我会及时给您处理的，您不用担心；当然，如果在擦浴过程中您有什么不舒服也请及时告诉我。 患者：好的。 护士：请问您现在需要上厕所吗？ 患者：不用。 护士：那现在我为您遮挡屏风，检查一下您的背部及四肢皮肤情况，如果没有什么伤口及炎症，我就可以给您做酒精擦浴了。

操作要点	护患沟通
拧至半干。缠于手上呈手套状，以离心方向擦拭；擦拭顺序：从近侧颈部开始，沿手臂外侧擦至手背，再从腋下沿手臂内侧擦至手心，重复数次；擦拭完，用大毛巾擦干皮肤；用同样的方法擦拭对侧。 11. 协助患者侧卧，暴露背部，更换小毛巾，自颈部向下擦拭全背，再用大毛巾擦干皮肤，协助患者穿上上衣。 12. 协助患者脱去近侧裤子，露出下肢，下垫大毛巾，更换小毛巾，擦拭下肢；擦拭顺序：自髂骨处沿腿外侧擦至足背，再自腹股沟沿腿内侧擦至内踝，再自股下经腘窝擦至足跟，重复数次，擦拭完用大毛巾擦干皮肤；更换小毛巾以同样的方法擦拭对侧下肢，然后更换裤子。	患者：好的。 护士：您皮肤没什么问题，您请稍等一下，我准备一下用物。 护士：张阿姨，您好！我能再看一下您的腕带吗（核对床号、姓名、住院号）？ 患者：好的。 护士：张阿姨！我现在开始为您做酒精擦浴，先把冰袋放在你的头部，热水袋放在您的脚底，这样有助于降温，也可以促进下肢血管扩张，利于散热。您现在有感觉不舒服吗？ 患者：没有。 护士：酒精擦浴我已经给您做完了，半个小时后我会过来给您复测体温。张阿姨！您请注意多休息，多喝水，饮食方面尽量以清淡易消化为主，加强口腔护理，保持口腔清洁。出汗的时候及时擦干，更换衣服，防止着凉。我给您倒一杯开水放这里，您记得多喝水，小心不要烫伤自己。您现在这个体位舒服吗？ 患者：可以，谢谢您李护士。 护士：那我现在把床旁呼叫铃放在这里，您要是有什么需要随时按铃，我们会及时过来帮您解决的，您还有什么需要吗？ 患者：谢谢，没有了。 护士：不客气，谢谢您的配合，那我先去忙了，等会儿过来给您复测体温。 护士：张阿姨，您好！现在感觉好些了吗？

续表

操作要点	护患沟通
13. 擦拭完毕，取下冰袋，协助患者取舒适卧位，盖好盖被，整理好床单元及用物，打开门窗，撤去屏风。 14. 洗手，记录擦浴时间，告诫患者注意事项，观察患者反应。 15. 酒精擦浴30分钟后，巡视病房，给患者复测体温，评估酒精擦浴的效果。	患者：感觉好多了。 护士：喝水了没有，您还需要喝水吗？ 患者：谢谢，不用了，刚刚才喝的。 护士：张阿姨，您出了很多汗，衣服都湿了，来，让我协助您把汗擦干，把衣服给您换了。然后给您复测一下体温。 患者：好的。 护士：张阿姨，你现在的体温是38.3℃，体温比刚刚降下来了很多，我现在把您的体温情况给医生汇报一下，您好好休息一下。有什么需要就按床旁呼叫铃。

【注意事项】

1. 人文式情景护理注意事项

（1）护士在操作过程中应尊重患者，与患者做好沟通，让患者感到放松。

（2）拉好围帘或者使用屏风，保护患者隐私。

（3）保持房间内适宜的温湿度，避免受凉。

（4）水温合适，减少患者不适。

2. 操作注意事项

（1）新生儿及酒精过敏患者对冷过敏、心脏病、血液病及体质虚弱者寒战患者，心前区、腹部、足底对冷刺激敏感部位，禁止擦拭。

（2）大血管经过的浅表处可多擦拭几次。

（3）擦拭过程中，患者出现寒战、面色苍白、脉搏呼吸异常，应立即停止擦拭，并给予保暖处理。

（4）擦拭时间不宜过长，一般不超过20分钟。

第十二节　患者搬运法

【目的】

运送不能起床的病人出、入院，做各种特殊检查、治疗、手术或转运病人。

【操作前准备】

1. 用物准备　平车（上铺床单，按季节加铺褥垫）、中单、枕头、盖被。

2. 护士准备　衣着干净整洁，着淡妆，修剪指甲，洗手。

3. 环境准备　环境宽敞，光线充足，便于操作。

【操作步骤】

操作要点	护患沟通
1. 检查平车性能是否良好。 2. 备齐用物将平车推至床旁，核对患者信息，向患者及家属解释将要进行的护理活动。 3. 评估患者：神志、年龄、生命体征、病情、合作程度。 4. 安置好病人身上的导管，避免导管脱落、受压或液体逆流。 5. 根据病人的体重及病情选择采取哪种搬运方法。 （1）挪动法：适用于病情允许，且病人能在床上移动配合。	护士：阿姨，您好！我是您的责任护士小李，您今天所有的护理操作由我来为您完成，现在我需要核对一下您的信息，您能告诉我您的名字吗？ 患者：张丽。 护士：张阿姨您好！我能看一下您的腕带吗（包括姓名、年龄、住院号）？由于您跌倒至腿部摔伤，现在需要去拍片室给您拍一个X线片，看看骨头损伤情况，以前有拍过X线片吗？ 患者：没有。 护士：阿姨，X线片主要是通过X射线照射检查部位，不同组织密度不同，射线透过组织后在胶片上显影的原理，您懂了吗？ 患者：懂了。

操作要点	护患沟通
①移开床旁桌椅，松开盖被，嘱患者自行移至床边。	(1) 护士：我现在把床头桌椅给您移开，您慢慢移到床边可以吗？ 患者：可以。
②使平车紧靠床边且与床平行，大轮靠床头，将闸制动。	护士：阿姨，我现在把平车固定好了，您先慢慢地把上半身移到平车上，再把臀部移过来，最后再把腿移过来，能行吗？
③协助患者按上半身、臀部、下肢的顺序向平车挪动，搬运者在一侧抵住平车，让患者头部卧于大轮端。	患者：好的。 护士：谢谢您的配合。 护士：张阿姨，外面温度可能会有一点冷，我帮您把衣服穿好。
④下车回床时，先帮其移动下肢，再上肢。	患者：好的。
(2) 单人搬运法：适用于病情允许，上肢活动自如，体重较轻者。	(2) 护士：我现在准备把您抱到平车上去，您双手交叉抱着我的脖子可以吗？ 患者：可以。
①将床旁椅移至对侧床尾，松开盖被，协助患者穿好衣服。	护士：我数"1、2、3"，您千万不要松手，如果这过程中有什么不舒服，您就及时告诉我好吗？
②推平车至床尾，并使平车头端与床尾呈钝角，将闸制动。	患者：好的。 护士：阿姨，好了，现在已经把您抱到平车上了，有什么不舒服没有？
③搬运者站于床边，两脚一前一后，稍屈膝。	患者：没有。
④一手自患者腋下插入至对侧肩外侧，一手插至对侧大腿，屈曲手指，嘱患者双臂交叉依附于搬运者颈部。	(3) 护士：阿姨，由于您自己不能动，为了安全，我们现在需要两（三）个人把您搬运到平车上，请您配合一下。 患者：好的。 护士：现在我帮您把盖被揭开，帮您把衣服穿好。 患者：好的。
⑤抱起患者，移步转向平	护士：现在我们两（三）个人同时用力，

续表

操作要点	护患沟通
车，放低前臂置患者于平车上，使患者平卧。 (3) 两人或三人搬运法：适用于病情允许，自己不能活动，体重较重者。 ①将床旁椅移至对侧床尾，松开盖被，协助患者穿好衣服。 ②推平车至床尾，并使平车头端与床尾成钝角，将闸制动。 ③两人或者三人站于床同侧，姿势同单人法；a. 两人法：甲一手托住患者头颈部及肩部，一手托住腰部；乙一手托住患者臀部，一手托住腘窝处。b. 三人法：搬运时，甲托住患者的头、肩胛部；乙托住患者的背、臀部；丙托住患者的腘窝和小腿处。 ④按口令合力抬起患者，同时移步转向平车，使其平卧。 (4) 四人搬运法：适用于病情危重，颈、腰椎骨折等病人。需在病人腰、臀下铺帆布兜或中单。 ①移开床旁桌椅，松开盖	一起把您平移到平车上去，您尽量放松，如果有什么不舒服，及时跟我们说。 患者：好的。 护士："1、2、3"起，"1、2、3"放。阿姨，没有什么不舒服吧？ 患者：没有。 (4) 护士：阿姨，由于您颈椎有损伤，为了防止二次损伤，现在我们需要四个人同时用力把您平移到平车上去，需要您配合一下，可以吗？ 患者：好的。 护士：现在我帮您把盖被揭开，帮您把衣服穿好。 患者：好的。 护士：现在张护士专门固定您的头颈及肩部，王护士专门托住您的双腿，我和李护士各在您的两边，我喊"1、2、3"，然后一起把您平移到平车上，这个过程中你不要动，尽量放松，有什么不舒服就跟我们说。 患者：好，谢谢你，小李。 护士："1、2、3"起，"1、2、3"放，现在已经安全的把您平移到平车上了，没有什么不舒服吧？ 患者：没有。 护士：好的，那您现在这个体位可以吗？ 患者：可以。 护士：好的，现在我把护栏给拉起来，帮您把盖被盖好。

续表

操作要点	护患沟通
被，协助患者穿好衣服，在患者身下铺一布中单或大单。 ②推平车至床旁，使平车与病床纵向紧靠在一起。 ③甲站于床头托住患者头及肩部；乙站于床尾托住患者两腿；另外两人分别站于平车及病床的两侧，抓住中单四角。 ④由一人喊口令，四人合力同时抬起患者，轻轻放于平车中央，取合适卧位。 6.拉起护栏，盖好大单或者盖被，边缘部分向内折叠。 7.整理床单位，铺暂空床。 8.护送患者去目的地。	患者：好，谢谢。 护士：好了，现在我们去拍片室，我和医生都会陪着您一起，如果途中有什么不舒服，您就跟我们说。 患者：好的。

【注意事项】

1.人文式情景护理注意事项

（1）护士在操作过程中应尊重患者，与患者做好沟通，让患者感到放松。

（2）根据季节，给患者做好保暖。

（3）搬运过程中，注意观察患者生命体征、面部表情等。

（4）平车大轮端为头端，减轻转运过程中患者的不适。

2.操作注意事项

（1）尽量缩短搬运距离。

（2）多人搬运时同时用力，以保持患者身体平直，免受伤害。

（3）上下坡时，患者头部应位于高处。

（4）推平车时，推行者应站于患者头部，便于观察患者病情及生命体征的变化。

（5）平车行驶速度适宜，尽量减少震动。

第十三节　患者约束法

约束性保护，也被称作保护性约束，是指在医疗过程中，医护人员针对患者病情的特殊情况，对其紧急实施的一种强制性的最大限度限制其行为活动的医疗保护措施。

【目的】

1.预防患者从床上、椅子或者轮椅上跌落。

2.限制患者活动。

3.预防自伤或者伤害他人。

4.确保治疗有效进行。

【操作前准备】

1.物品准备　约束带、纱布或棉垫、快速手消毒液、约束同意书。

2.护士准备　仪表端庄，服装整洁，态度和蔼，洗手。

3.环境准备　环境宽敞，光线充足，温度适宜。

【操作步骤】

操作要点	护患沟通
1.核对医嘱无误。 2.备齐用物至床旁，向患者家属作自我介绍并核对患者信息。 3.评估患者：神志、	护士：阿姨您好！我是王××的责任护士李护士，请问您是王××患者的家属吗？ 家属：是的。 护士：请问您贵姓？ 家属：我叫张××。 护士：张阿姨您好，请问患者叫什么名字，我

续表

操作要点	护患沟通
年龄、生命体征、病情、合作程度；解释约束的目的，操作过程、可能出现的风险。 4. 评估患者被约束部位皮肤的颜色、温度、完整性、肢体末梢循环状况及关节的活动度。 5. 暴露患者近侧腕部，用棉垫包裹后在棉垫外面绑上约束带，使之不脱出，松紧度以不影响血液循环为宜，然后将约束带上的绳子系于床缘，将患者的手处于功能位，并盖好盖被。 6. 同法约束对侧肢体。（如有需要，同样的方法约束双下肢）。 7. 洗手，记录。 8. 1 小时后到病房巡视，观察患者被约束部位皮肤颜色、温度、完整性、末梢循环状况及关节活动度并记录。	能看一下患者的腕带吗？ 家属：患者叫王××，您看吧。 护士：核对患者信息（姓名、床号、住院号），张阿姨，是这样的，由于患者呼吸衰竭，刚刚给他安置了气管插管，为了让他能够对气管插管耐受，医生给他用了镇静药，用药期间他意识可能模模糊糊，不能够完全配合我们，为了防止患者不小心把气管插管拔出来，对治疗造成严重的影响，我遵照医嘱需要给他进行双上肢约束，等气管插管拔了或者他能够完全配合我们了就不用约束了。约束就是用约束带把患者的双手固定住，您放心，这个约束带很柔软，不会对他造成任何的影响。但是这个操作侵犯了患者的自由权，我们需要征求家属的同意并签字，希望您能理解。 家属：都是为了老王好，我们能理解。 护士：谢谢您能理解，那请您在这里签上您的名字，以及和患者的关系。张阿姨，我现在要检查一下患者的肢体情况。 家属：好的。 护士：患者肢体皮温、颜色、完整性都没问题，肢体末梢循环也很好，现在我给他双上肢进行约束，请您协助一下我好吗？ 患者：好的。 护士：张阿姨麻烦您扶一下他的手，帮我把他的手腕露出来，我先垫一块棉垫，再绑上约束带，以免把他的手勒伤。 家属：好的。

续表

操作要点	护患沟通
9. 约束期间每2小时巡视一次，观察患者约束部位皮肤情况及关节活动度，并评估约束的必要性。待患者拔出气管插管后，或者完全配合治疗后解除约束带。 10. 洗手查看患者约束部位情况，解除约束带，洗手并记录。	护士：阿姨，谢谢您的配合，现在我已经把患者的双上肢约束好了，如果在约束过程中有什么问题请您及时按床头呼叫铃告知我们，当然，我们也会定时巡视病房，评估他肢体的情况。请问您还有什么问题没有。 家属：没有了，谢谢你。 护士：不用谢。 护士：张阿姨您好，患者已经约束了1小时了，我来看一下他约束的情况，请问在约束过程中有什么问题没有？ 家属：没有什么问题。 护士：他约束的部位皮肤和关节都很好，为了治疗的需要，我们还要继续约束。 家属：好的。 护士：张阿姨您好，现在王叔叔已经完全清醒了，气管插管也已经拔了，所以不需要再约束他了，现在根据医嘱我准备给他解除约束。 家属：好的，谢谢你李护士。 护士：王叔叔，之前因为您呼吸衰竭，插了气管插管，用了镇静的药，为了防止您不小心自己拔出气管插管，征求了您家属的同意，给您双上肢进行了约束，现在您的病情好转了，医生刚刚也已经给您拔出了气管插管，所以我现在准备给您解除约束。 患者：好的。谢谢您们。 护士：约束带已经给您解除了，请您活动一下您的双手，看有没有什么不舒服的？

续表

操作要点	护患沟通
	患者：没有什么不舒服。 护士：好的。那您好好休息，有什么问题及时 　　　按床旁呼叫铃。我也会定时过来巡视病 　　　房的。祝您早日康复！

【注意事项】

1. 人文式情景护理注意事项

（1）护士在操作过程中应严格掌握使用约束带的适应证，维护患者尊严。

（2）与家属做好沟通，尊重患者的宗教信仰。

（3）约束时将患者肢体处于功能位，保证患者安全舒适。

2. 操作注意事项

（1）实施约束时，带下应垫衬垫，固定松紧适宜，以能伸入 1～2 指为宜，防止勒伤。

（2）定时观察约束部位的血液循环（颜色、温度、感觉、活动），定时松解，两小时一次，每次 15 分钟，必要时进行局部按摩，促进血液循环。

（3）准确记录，并做好交接班。

（4）加强与患者及家属的沟通交流，并做好心理护理。

（胡　风）

第十四节　痰标本采集法

【目的】

1. 常规痰标本　检查痰液中的细菌、虫卵或癌细胞。

2. 痰培养标本　检查痰液中的致病菌，为选择抗生素提供依据。

3. 24 小时痰标本　检查 24 小时痰量，并观察痰液的性状，

协助诊断或做浓集结核杆菌检查。

【适应证】

需留取痰液标本的患者。

【操作前准备】

1. 用物准备

（1）治疗车上层：医嘱执行单、口罩、漱口水、漱口溶液、痰培养杯（或痰盒）、手消毒液、弯盘。

（2）治疗车下层：生活垃圾桶、医疗垃圾桶、锐器盒，如留取 24 小时痰标本还需备广口大容量痰盒。

2. 护士准备　衣帽整洁，修剪指甲。

3. 环境准备　宽敞明亮、安静。

【操作步骤】

操作要点	护患沟通
1. 核对医嘱，携用物至床旁，向患者做自我介绍，评估患者做好解释工作并取得配合。 2. 检查物品准备是否齐全，是否在有效期内。 3. 洗手、戴口罩。 4. 协助患者处于舒适体位。 **常规痰标本** （1）向患者解释留取标本的目的。 （2）予患者清水漱口。 （3）协助患者取半坐卧位，指导患者深呼吸数次后用力咳出气管深处的痰液，置于痰盒中。 **痰培养标本** （1）能自行留痰者	护士：阿姨您好！我是您的责任护士××，您今天所有的护理操作都由我来为您完成，现在我需要核对一下您的信息，请问您叫什么名字？ 患者：曹红。 护士：我可以看一下您的腕带吗？ 患者：好的。 护士：曹阿姨，为进一步明确治疗方案，遵医嘱需要为您留取痰标本做检测，您看方便吗？ 患者：方便。 护士：曹阿姨，我们先漱口再留取标本，好吗？ 患者：好的。

操作要点	护患沟通
①沟通解释操作目的。 ②洗手、戴口罩。 ③协助患者漱口。 ④协助患者取半坐卧位，指导患者深呼吸数次后用力咳出气管深处的痰液，置于无菌痰盒中，无菌操作，防止污染。 （2）无力咳痰或不合作者 ①沟通解释操作目的。 ②洗手、戴口罩。 ③舒适体位，给予胸背部叩击，帮助痰液的排出。 ④集痰器分别连接吸引器和吸痰管吸痰，置痰液于集痰器中。	
24小时痰标本 （1）沟通解释操作目的。 （2）洗手、戴口罩。 （3）协助患者漱口。 （4）向患者交代留取标本的方法注意事项。 操作后洗手，脱口罩。防止交叉感染，观察痰液的性状、量、颜色，记录痰液的外观和性状以及总量，再次核对，将检验标签贴于标本盒上及时送检。	护士：曹阿姨，为进一步明确治疗方案，遵医嘱需要为您留取24小时痰标本，您看现在方便吗？ 患者：方便。 护士：曹阿姨，我们先用漱口溶液漱口，再用清水漱口，好吗？ 患者：好的。 护士：曹阿姨，现在为您讲解留取标本的注意事项：留取标本的时间是从现在起漱口后（7：00a.m.）第一口痰留直至第二天早晨漱口后（7：00a.m.）第一口为止，24小时痰液全部收集在这个为您准备的痰盒中，您清楚了吗？ 患者：好的，我清楚了。谢谢！

【注意事项】

1. 如检查癌细胞，应用 10% 甲醛溶液或 95% 乙醇溶液固定痰液后立即送检。

2. 不可将唾液、漱口水、鼻涕等混入痰液中。

3. 收集痰液时间宜选择在清晨，因此时痰液较多，痰内细菌也较多，可提高阳性率。

4. 做 24 小时痰量和分层检查时，应嘱患者将痰吐在无色广口瓶内，需要时可加少许石炭酸以防腐。

第十五节　咽拭子标本采集法

【目的】

取咽部及扁桃体分泌物做细菌培养或病毒分离，以协助诊断，选择敏感抗生素，以达到最佳治疗效果。

【操作前准备】

1. 用物准备

（1）治疗车上层：医嘱单、无菌咽拭子培养管、手电筒、护理记录单、酒精灯、打火机、压舌板、化验单、手消毒液、弯盘。

（2）治疗车下层：医疗垃圾桶、生活垃圾桶、锐器盒。

2. 护士准备　衣帽整洁，修剪指甲。

3. 环境准备　宽敞明亮、安静。

【操作步骤】

操作要点	护患沟通
1. 核对医嘱，携用物至床旁，向患者做自我介绍，评估患者做好解释工作并取得配合。 2. 评估患者 （1）了解患者病情、口	护士：阿姨您好！我是您的责任护士 ××，您今天所有的护理操作都由我来为您完成，现在我需要核对一下您的信息，请问您叫什么名字？ 患者：张倩。 护士：我可以看一下您的腕带吗？

操作要点	护患沟通
腔黏膜和咽部感染情况。 (2) 向患者解释，取得配合。 3. 洗手、戴口罩。 4. 协助患者漱口。 5. 取出培养管中的拭子轻柔、迅速地擦拭两腭弓、咽及扁桃体。 6. 试管口在酒精灯火焰上部消毒，将拭子插入试管中，塞紧瓶塞。 7. 再次核对信息，注明标本留取时间，及时送检。 8. 整理用物，洗手，记录。	患者：好的。 护士：张阿姨，为了明确您发热的原因，现需要为您采集咽拭子标本，做细菌培养或病毒分离，您看可以吗？ 患者：可以。 护士：张阿姨，近2小时内有进食吗？ 患者：没有。 护士：张阿姨，现在帮您用清水漱口好吗？ 患者：好的，谢谢！ 护士：马上要为您取标本了，在取标本的过程中可能会感觉恶心，如果不能坚持可以让我停下，好吗？ 患者：好的。 护士：请您张口发"啊"音，好吗？ 患者：啊…… 护士：张阿姨，标本已经为您取好了，谢谢您的配合！

【注意事项】

1. 避免交叉感染。

2. 做细菌培养时，须在口腔溃疡面上采集分泌物。

3. 采取标本时，棉签不可触及其他部位，防止污染标本，影响检验结果。

4. 避免在进食后2小时内留取标本，以防呕吐。

第十六节　除颤技术

【目的】

使心脏恢复正常的收缩。

【适应证】

1. 室颤、室扑是最主要的适应证。

2. 无法识别 R 波的快速室性心动过速。

【禁忌证】

1. 慢性心房颤动，病程 > 1 年。

2. 慢性风湿性心脏病患者，左心房内径 > 45mm，或者严重心功能不足。

3. 合并洋地黄中毒或严重电解质紊乱，例如低钾血症。

4. 风湿活动期或者心肌炎急性期。

5. 未能有效控制或纠正心房颤动的病因或诱因，例如甲状腺功能亢进、心肌梗死、肺炎等。

6. 检查发现心房内血栓或血栓栓塞史。

7. 电复律后，患者不能耐受长期抗心律失常药物治疗。

8. 既往二次电复律成功，并且服用维持窦性心律的抗心律失常药物，但短期内心房颤动复发。

9. 合并高度或完全性房室阻滞，或病态窦房结综合征（已安装起搏器者除外）。

10. 慢性心房颤动患者不能接受抗凝治疗者。

【操作前准备】

1. *用物准备*　除颤器、导电糊、生理盐水、纱布、按压板，备负压吸引器、急救车在床旁。

2. *护士准备*　衣帽整洁，修剪指甲。

3. *环境准备*　宽敞明亮、安静。

【操作步骤】

操作要点	护患沟通
1. 快速判断患者病情，包括患者生命体征、意识、面色、心电监护连接情况等。 2. 评估患者：双手轻拍患者双肩，大声在	护士：您怎么啦？您怎么啦？

操作要点	护患沟通
双耳旁呼叫患者，确认患者意识丧失，立即呼叫医生及其他护士到场支援，记录时间。	护士：启动急救应急小组，请携带除颤仪、急救车前来支援！
3. 立即给予患者复苏体位，松解衣裤，去枕垫硬板，行胸外心脏按压，准备除颤用物。	护士：开始抢救时间 ×× 点 ×× 分。
4. 心电图示室颤，打开除颤仪。	护士：室颤，立即给予除颤。
5. 充分暴露患者胸部皮肤，左臂外展。	护士：选择能量 200J。
6. 检查皮肤有无异常，擦干皮肤开机，遵医嘱选择能量，成人单向波选择360J，双向波选择 120～200J，小儿 2～4J/kg。	护士：充电。 护士：放电！请周围人让开！
7. 将电极板均匀涂抹导电膏，或垫盐水纱布。	
8. 将电极板紧贴患者皮肤，电极板安放位置：心底部为右锁骨中线 2～3 肋间；心尖部为左乳头外缘，腋中线第4、5肋间。	
9. 再次确认患者室颤。	
10. 充电。	
11. 放电：确认周围人员无直接或间接与患者接触；操作者身体不能接触患者；双手拇指同时按压放电按钮电击除颤。	
12. 继续5个循环的CPR，再复检，心电监护提示患者恢复窦性心律，除颤成功。	
13. 关闭除颤仪，清洁除颤电极板，正确归位电极板。	
14. 操作后整理：擦净患者身体上的导电膏，检查皮肤有无红肿、灼伤；予患者舒适体位，整理床单元。	
15. 洗手，记录。	

【注意事项】

1.保证操作中的安全，患者去除义齿。

2.导电物质不得连接，导电糊涂抹均匀，避免局部皮肤灼伤。

3.掌握好手柄压力。

4.保持电极板的清洁、间隔10cm。

5.为了能够准确计时，记录应以同一个钟表为准。

6.避开溃烂或伤口部位。

7.避开内置式起搏器部位。

8.误充电须在除颤器上放电。

9.尽量避免高氧环境。

10.CPR过程中除颤时，应在病人呼气终时放电除颤，以减少跨胸动电阻抗。

第十七节　心肺复苏技术

（一）呼吸、心搏骤停的原因

1.**意外事件**　如遭遇雷击、电击、溺水、自缢、窒息等。

2.**器质性心脏病**　如急性广泛性心肌梗死、急性心肌炎等均可导致室速、室颤、Ⅲ度房室传导阻滞的形成而致心脏停搏。

3.**神经系统病变**　如脑炎、脑血管意外、脑部外伤等疾病致脑水肿、颅内压增高，严重者可因脑疝引起生命中枢受损致心搏呼吸停止。

4.**手术和麻醉意外**　如麻醉药剂量过大、给药途径有误、术中气管插管不当、心脏手术或术中出血过多致休克等。

5.**水电解质及酸碱平衡紊乱**　严重的高血钾和低血钾均可引起心搏骤停；严重的酸碱中毒，可通过血钾的改变最终导致心搏停止。

6. 药物中毒或过敏　如洋地黄类药物中毒、安眠药中毒、化学农药中毒、青霉素过敏等。

（二）呼吸、心搏骤停的临床表现

1. 神志突然丧失，出现昏迷、抽搐。

2. 大动脉搏动消失：颈动脉和股动脉搏动消失，血压测不出。

3. 呼吸停止或严重呼吸困难，无有效气体交换。

4. 瞳孔散大。

5. 发绀或面色苍白。

6. 心尖搏动及心音消失：听诊无心音。心电图表现为心室颤动或心室停顿，偶尔呈缓慢而无效的心室自主节律（心电 - 机械分离）。

7. 伤口不出血。

只要符合临床表现中的前 3 条中的 2 条就应立即为患者实施心肺复苏术。

【目的】

1. 通过实施基础生命支持技术，建立患者的循环、呼吸功能。

2. 保证重要器官的血液供应，尽快促进心搏、呼吸功能的恢复。

【适应证】

因各种原因所造成的呼吸、循环骤停（包括心搏骤停、心室纤颤及心搏极弱）。

【禁忌证】

1. 胸壁开放性损伤。

2. 多根多处肋骨骨折。

3. 胸廓畸形或心包填塞。

4. 凡已明确心、肺、脑等重要器官功能衰竭无法逆转者，可不必进行心肺复苏术，如晚期癌症等。

【操作前准备】

1. *用物准备*　治疗盘、弯盘（2 个）、纱布、治疗巾、简易呼吸器、血压计、听诊器、手电筒、免洗手液，必要时备按压板、踏脚凳、压舌板或开口器、舌钳。

2. *护士准备*　衣帽整洁、修剪指甲、洗手戴手套。

3. *环境准备*　光线充足、安静。

【操作步骤】

操作要点	护患沟通
1. 评估环境安全。	
2. 评估患者：用双手轻拍病人双肩，在患者双耳旁呼叫。	
3. 启动 BLS（基础生命支持）。	
4. 摆放体位：病人取水平仰卧位，放于硬板床或地面上。	
5. 判断颈动脉搏动：计时 5～10 秒，右手示指和中指并拢，沿病人的气管纵向滑行至喉结处，在旁开 2～3cm 处触摸搏动，确认无动脉搏动，同时环视胸廓，看有无胸廓起伏。	
6. （C）胸外按压（30 次）按压部位：胸骨中下 1/3 交界处；或胸骨下段，胸廓正中，两乳头连线中点。按压手法：一手掌根部放于按压部位，另一手平行重叠于此手背上，手指并拢，以掌根部接触按压部位，双臂位于患者胸骨的正上方，双肘关节伸直，利用上身重量垂直下压。按压幅度：成人使胸骨下陷 5～6cm，儿童、婴儿至少	

操作要点	护患沟通
下压胸部前后径的 1/3，儿童至少 5cm，婴儿 4cm，而后迅速放松，反复进行，保证每次按压后胸廓回弹。 按压时间∶放松时间 =1∶1 按压频率∶100 ~ 120 次 / 分。胸外按压∶人工呼吸 =30∶2 7.（A）开放气道∶如有明显呼吸道分泌物，清理患者呼吸道，取下活动义齿。 开放气道的手法∶ 【仰头举颏法】抢救者将一手掌小鱼际（小指侧）置于患者前额，下压使其头部后仰，另一手的示指和中指置于靠近颏部的下颌骨下方，将颏部向前抬起，帮助头部后仰，气道开放。必要时拇指可轻牵下唇，使口微微张开。 【双手抬颌法】病人平卧，抢救者用双手从两侧抓紧病人的双下颌并托起，使头后仰，下颌骨前移，即可打开气道。此法适用于颈部有外伤者，以下颌上提为主，不能将病人头部后仰及左右转动。注意，颈部有外伤者只能采用双手抬颌法开放气道，不宜采用仰头举颏法和仰头抬颈法，以避免进一步脊髓损伤。 8.（B）口对口人工呼吸（2 次）∶在患者口鼻部盖一层单层纱布 / 隔离膜，抢救者送气时捏住患者鼻子，	护士∶现场环境安全！ 护士∶您怎么啦？您怎么啦？ 护士∶请助手准备除颤仪、简易呼吸气囊和面罩！ 护士∶无呼吸、无脉搏立即行心肺复苏术。 护士∶患者大动脉搏动、自主呼吸恢复；神志转清；双侧瞳孔缩小至 0.3cm 光反射迟钝；心电监护示窦性心律 80 次 / 分；测上肢收缩压大于 60mmHg；患者颜面、甲床转红润，初步复苏有效，转 ICU 进一步治疗。

续表

操作要点	护患沟通
呼气时松开，送气时间为 1 秒，见胸廓抬起即可。应用简易呼吸器：将简易呼吸器连接氧气，氧流量 8～10L/min，一手以"EC"手法固定面罩，另一手挤压简易呼吸器，每次送气 400～600ml，频率 8～10 次／分，见胸廓抬起即可。 9. 5 个循环后再次判断颈动脉搏动及人工呼吸不超过 10 秒，如已恢复，进行进一步生命支持；尽早电击除颤 1 次，继续上述操作 5 个循环后再次判断。	

（三）心肺复苏有效的体征和终止抢救的指征

1. 观察颈动脉搏动，有效时每次按压后就可触到一次搏动。若停止按压后搏动停止，表明应继续进行按压。如停止按压后搏动继续存在，说明病人自主心搏已恢复，可以停止胸外心脏按压。

2. 若无自主呼吸，人工呼吸应继续进行，或自主呼吸很微弱时仍应坚持人工呼吸。

3. 复苏有效时，可见病人有眼球活动，口唇、甲床转红；观察瞳孔时，可由大变小，并有对光反射。

4. 当有下列情况可考虑终止复苏

（1）心肺复苏持续 30 分钟以上，仍无心搏及自主呼吸，现场又无进一步救治和送治条件，可考虑终止复苏。

（2）脑死亡，如深度昏迷，瞳孔固定、角膜反射消失，将病人头向两侧转动，眼球原来位置不变等，如无进一步救治和送治条件，现场可考虑停止复苏。

（3）当现场危险威胁到抢救人员安全（如雪崩、山洪暴发）以及医学专业人员认为病人死亡，无救治指征时。

【注意事项】

1. 患者仰卧，争分夺秒就地抢救。在发现无呼吸或不正确呼吸（叹息样呼吸）的心搏骤停成人患者，应立即启动紧急救护系统，马上做单纯 CPR，而不再需要先行开放气道、给 2 次人工通气等较耗费时间的系列动作。

2. 按压部位要准确，用力合适，以防止胸骨、肋骨压折。严禁按压胸骨角、剑突下及左右胸部。按压力要适度，过轻达不到效果，过重易造成肋骨骨折、血气胸、甚至肝脾破裂等。按压深度成人和儿童 5～6cm，婴儿 4 cm，儿童和婴儿至少为胸部前后径的 1/3，并保证每次按压后胸廓回弹。姿势要正确，注意两臂伸直，两肘关节固定不动，双肩位于双手的正上方。为避免心脏按压时呕吐物逆流至气管，患者头部应适当放低并略偏向一侧。

3. 清除口咽部分泌物、异物，保证气道通畅。注意呼吸复苏失败最常见的原因是呼吸道阻塞和口对口接触不严密。由于呼吸道阻塞，舌起了活瓣作用，只让空气压下进入胃内，不让空气再由胃排出，造成严重的胃扩张，可使膈肌显著升高，阻碍充分通气。更甚者会导致胃内容物反流，造成将呕吐物吸入的危险。人工呼吸频率为 8～10 次 / 分，避免过度通气。与胸外按压不同步，每次呼吸超 1 秒，应有明显的胸廓起伏。

4. 人工呼吸和胸外心脏按压同时进行，所有年龄段的单人施救按压与呼吸比为 30：2；双人施救：成人 30：2，儿童和婴儿 15：2，新生儿 3：1（如考虑是心源性心搏骤停，为 15：2）；按压间断不超过 10 秒，检查脉搏不应超过 10 秒。

第十八节　患者入/出院护理

【目的】
规范流程，为患者提供更优质的护理服务。

【操作前准备】
1. 护士准备　衣帽整洁、修剪指甲。

2. 环境准备　光线充足、安静。

（一）患者入院护理
用物准备：体重秤、血压计、听诊器、体温计、各种护理文书。

【操作步骤】

操作要点	护患沟通
1. 核对患者身份，向患者做自我介绍。 2. 安排床位。 3. 为患者测量身高和体重。 4. 携用物至床旁测量生命体征及采集病史。 收集患者资料：包括病情、意识状态、合作程度、生命体征、身高及体重等；皮肤、饮食、睡眠、大小便排泄情况；过敏史、既往史；心理、社会情况。 5. 洗手。 6. 测生命体征。	护士：爷爷，您好！我是您今天的责任护士××，在住院期间您有任何事情都可以来找我。 护士：爷爷，我能看一下您的入院手续吗？ 患者：可以，以后可能就要麻烦你们了。 护士：没事儿！这是我们应该做的，有什么不清楚的地方尽管问我们。 护士：爷爷，根据您的病情，您住普通病房就可以了，我准备帮您安排在×床，是个两人间，比较安静也很方便，您看可以吗？ 患者：可以。 护士：爷爷先给您称体重和量身高，您看可以吗？ 护士：好的，爷爷您现在的体重是65kg，身高165cm。 护士：爷爷，我先带您到床旁，待会还会给您做入院宣教和采集病史。

操作要点	护患沟通
7. 采集病史。 8. 取体温表。 9. 洗手，整理用物。	护士：爷爷，现在为您监测一下生命体征，可以吗？ 患者：好的。 护士：您的血压是 124/74mmHg，心率是 86 次/分，呼吸是 20 次/分，体温正在为您测量。 护士：爷爷，您这次生病有什么表现？ 患者：主要是咳嗽两周了，偶尔还有点发热。 护士：平时有什么其他疾病没有？比如糖尿病、心脏病等。 患者：没有。 护士：最近进食怎么样？ 患者：平时饭量还可以，也比较规律。 护士：爷爷，平时睡眠怎么样？有没有失眠的情况？ 患者：平时睡眠还可以，就是这段时间咳嗽比较厉害，晚上睡眠质量有点差。 护士：大小便情况还可以吗？大便的颜色有什么变化没有？ 患者：大小便都还可以，也没有便秘、排便不畅的情况，大便颜色也很正常。 护士：有对什么药品过敏吗？ 患者：没有。 护士：好的，爷爷您的体温测量好了，37.1℃，是正常的。

（二）入科宣教

向患者或家属介绍主管医生、主管护士、病区环境，介绍相关制度并签字。

操作要点	护患沟通
1. 核对患者身份，向患者介绍自己。 2. 介绍主管医生。 3. 介绍科室领导。 4. 介绍病区环境及设施。 5. 介绍科室规章制度。 6. 在入院宣教上签字。	护士：爷爷，您好！我是您的责任护士××，请问您叫什么名字？能看一下您的腕带吗？ 护士：爷爷，您的主管医生是××医生，我已经通知他了，等会儿也会到床边来看您的。 患者：好的，我记住了××医生。 护士：我们科的主任是×××，护士长是×××，您有什么好的建议或意见都可以向他们反映。 患者：好。 护士：我们病区的环境比较安静，很适合休养，这是您的床旁呼叫器，您有什么事可以按这里，我们就会到床旁看您；这是病床的升降摇手，可以帮您找到舒适的体位；这是床头柜，上面可以放纸巾和水杯，多余的物品可以放到床头柜下面或是您的储物柜里；病区还提供了免费使用微波炉的服务，您可以从家里带熟食来补充营养，24小时免费提供热水。您看您明白了吗？ 患者：明白了，到时如果有什么不清楚的我再问你们。 护士：好的。 护士：还有个很重要的事情要提醒您，我们医院一旦住院是不允许请假回家的，如果有什么事情您可以和主管医生、护士和家属沟通，我们会尽快解决。 护士：爷爷，我刚刚给您讲的您都清楚了吗？ 患者：清楚了。 护士：好的，请您在这里签字。 护士：您好好休息，我等会儿再来看您。

　　遵医嘱实施相关治疗和护理；协助患者清洁护理；通知营养科为患者准备膳食；完成入院护理记录。

（三）患者出院护理

　　护士在患者出院当日应根据出院医嘱停止相关治疗并处理各种医疗护理文书，协助患者或家属办理出院相关手续，整理病室及床单位。

　　1. 医疗护理文件的处理

　　（1）执行出院医嘱

　　1）停止一切医嘱，用红笔在各种执行单或有关表格上填写"出院"字样，注明日期并签字。

　　2）撤去"患者一览表"上的诊断及床头（尾）卡。

　　3）填写出院登记本。

　　4）患者出院后需继续服药时，按医嘱处方到药房领取药物，并交患者或家属带回，同时交代服药注意事项。

　　5）在体温单 40～42℃横线之间，相应出院日期和时间栏内，用红笔纵行填写出院时间。

　　（2）填写患者出院护理记录单。

　　（3）按要求整理病历，交病案室保存。

　　2. 患者的护理

操作要点	护患沟通
1. 协助患者解除腕带标识。 2. 协助患者清理物品，归还寄存的物品，收回患者住院期间所借物品，并消毒处理。 3. 做好出院宣教。 4. 协助患者或家属办理	护士：爷爷，您好！我是您的责任护士××，通过治疗，您现在感觉怎么样？ 患者：我感觉已经好了。 护士：是的，您现在监测的各项指标均正常，医生也为您开具了出院手续。 护士：爷爷，现在我给您把腕带给摘下来好吗？ 患者：好的。

续表

操作要点	护患沟通
出院手续，护士收到住院收费处签写的出院通知单后，根据患者病情，步行护送或用平车、轮椅推送出院。	护士：您的主管医生为您开具了口服药，回家后请按照药品说明口服，平时要注意避免受凉，适当地进行体育锻炼。 患者：好的，谢谢！ 护士：您可以更换自己的衣服，我和您的家属一起办理出院手续，您先在这里休息一下。

3. **病室及床单位的处理**

（1）病室开窗通风。

（2）出院患者床单位处理：护士应在患者离开后整理床单位，避免在患者未离开病室时撤去被服，从而给患者带来心理上的不舒适感。

1）撤去病床上的污物被服，放入污衣袋中。根据出院患者疾病种类决定清洗、消毒方法。

2）用消毒液擦拭床旁桌、床旁椅及床。

3）非一次性使用的痰杯、脸盆，需用消毒液浸泡。

4）床垫、床褥、棉胎、枕芯等用紫外线灯照射消毒或使用臭氧机消毒，也可置于日光下暴晒。

5）传染性疾病患者离院后，需按传染病终末消毒法进行处理。

（3）铺好备用床，准备迎接新患者。

（杨秀华）

第三章　护理人文素养与美学修养

第一节　护士临床实践中美的塑造

一、护士内在美

南丁格尔曾说过："人是各种各样的，由于社会职业、地位、信仰、生活习惯、文化程度的不同，所得的疾病和病情不同，要使千差万别的人都能达到治疗和康复所需要的最佳身体状况，本身就是一项最精细的艺术。"

（一）护士应具备的基本素质

护士通常处在医疗工作第一线，直接参加和抢救重危和急诊病人，进行各种治疗和护理工作。病人昼夜都是在护士的监护之下，护士比医生更为具体深入地了解病人的实际情况，护理质量的高低直接影响医疗效果。而护理队伍的素质是决定护理质量的主要因素之一。提高护理队伍的素质，就是要使每个护理工作者热爱护理事业，养成严谨、谦逊的态度和机智灵活的工作作风，仪表整洁、举止大方，讲究文明礼貌。有实事求是勇于钻研的科学精神和较高的业务技术水平，要作一名符合准则要求的合格护士，则应具备以下各项基本素质。

1. **热爱护理事业**　热爱护理事业，树立牢固的专业的思想，护士队伍的每一个成员必须认识到护理是一门独立学科，因为它有自己完整的理论技术体系，学术领域和特定的研究对象。它是为人民健康服务的，是救死扶伤的，是有社会作用和有政治影响的事业。护理工作是一门复杂而又深奥的科学，既有它的专业性，又有它的独特性，更有它的艺术性。多少年来我们用自己辛勤劳动和汗水迎来生命重危的病人，当病愈的患者带着笑容离开病房重返工作岗位时，我们的内心感到欣慰，在为人民服务事业中，我们做到了一个护士应该做到的一切。

2. **要有良好的医德修养** 护士应有良好的医德修养和职业道德。护士的良好素质是依据职业道德准则，从言论、行动、态度等方面反映出来的一系列行为和风格。伦理学指出：道德认识、道德情感和道德行为三方面是相互联系相互促进的。行为是判断道德品质的标准，道德素质是通过道德行为反映出来的。

（1）对病人要有高度的责任心和同情心：高度的责任心和同情心是来自护士的道德品质。首先要做到想病人之所想，护士对病人要有良好的语言、友谊的态度、愉快的情绪、亲切的照顾、熟练的技术操作以及舒适的环境都可以使病人紧张的情绪得到松弛。帮助急性病人维持精神情绪的完整，帮助慢性病人唤起对生活的热爱及向疾病做斗争的勇气，使病人以最佳的心理和生理状态来接受治疗。

（2）护士的言谈举止、作风对病人的影响：护士的形象应该是仪表端庄、精神饱满、精力充沛、衣帽整洁、文雅大方、机警敏锐、举止稳重、动作轻柔、语言诚恳、态度和蔼、认真负责、一丝不苟、作风正派。在病人病痛伤残，死亡面前应保持严肃、同情、不能漠不关心，在给病人治疗中不同别人聊天、说笑，给病人一种安全感、亲切感。

（3）护士与病人之间是同志关系。要以礼相待，满腔热情，服务周到，如同孩子的母亲，老人的儿女，同胞的兄妹。同时护士凡有在条件允许的情况下为患者办到的事，一定要办到，决不可哄骗和敷衍，更不能和病人发怒。

总之，整洁的仪表，良好的修养，沉着的情绪，和蔼的语言，平等的关系，热情的态度，这些都是赢得病人尊重和信任的必备条件，也是护士应具备的条件。

3. 要有扎实的理论基础、熟练的操作技术和严肃认真的科学态度　根据现代护理工作的需要，护士必须掌握充分的业务知识，还需要有护理学、心理学、伦理学、社会学和管理学的知识。由于这些学科都不断地前进发展，因此必须经常吸取国内外有关这些学科的新知识，否则不能适应护理工作发展的需要。护理技能是由一系列护理内容组成的，包括病情观察，各种技术操作，护理文件的书写及专科护理技术等。

要提高技术首先要的是学习，学习护理知识、理论基础，刻苦钻研，精益求精，在实践中检验理论。静脉注射要一针见血。肌内注射要做到二快一慢，对医生的医嘱不仅要认真执行，更要准确执行。只有这样才能有利于杜绝各种医疗差错和事故的发生。

严谨的工作作风，严密的工作方法，严肃的工作态度是关系到护理质量和效果的基本要求。做一名称职的护士，不仅应当具备全心全意为人民服务的人生观和职业道德品质，同时还要具备良好的医疗护理知识和技术。

语言是人类沟通感情、交流经验、传播信息、相互了解、增进友谊的重要工具。随着社会的不断进步和现代医学模式的转变，医学护理学关注的对象也有所改变，已从原有单纯的以疾病为中心转为以患者为中心的整体护理过程。医护人员与患者接触、治疗、护理、实施技术操作，语言沟通尤为重要，一句亲切热情的问候，能迅速拉近彼此之间的距离，消除患者对医院和医务人员的陌生感，稳定患者的情绪，因此，作为一名护理人员应把语言看成一个比打针、发药更重要的基本功，掌握一定的语言沟通技巧，往往能使护理工作收到事半功倍的效果。良好的感观印象是患者取得依赖和安全感的基础。对减少不良刺激，减少疾病带来的肉体上的痛苦及精神上的折磨，将起着重要作用。

（二）护士语言技巧应时刻运用于护理工作中

1. **交谈中讲究文明礼貌**　中国自古以来以礼仪之邦著称于世，礼貌谦和是中华民族的传统美德。对患者要选择适当的称谓，对年长者称老大爷、老大娘，对一般者称先生、女士。不可以床号代称。住院患者到护士办公室时，值班护士应站起来说"同志，请您先坐下，您需要我为您做点什么"？为患者进行护理时，要采用商量的口吻，避免用命令式语气，不要训斥患者，指责患者，特别是与患者交谈时，要注意观察患者的表情，聆听时不要左顾右盼，眼睛要平视患者，要让患者把话说完，以此来检验语言沟通的效果。

2. **语言交流双向性**　不同的患者会有各种不同的心理活动，同时也会提出各种各样的问题，我们要学会灵活运用语言，使用适当语气进行沟通。护士与患者交谈，对于涉及患者的诊断，治疗病情和预后等方面问题，必需使用严谨的语言，说话有理有据，真实可靠，切不可随便乱说或不懂装懂，要简单明了，有高度的概括能力，让患者明白你要讲的意思和内容，切勿含糊不清，应当使用患者熟悉，能理解的语言，如流质饮食，半卧位，护士应告知，如牛奶、稀饭等都属于流质饮食，并帮助患者取卧位，并告诉他这就是半卧位。对于老年人文化低或少数民族患者，尽量用通俗易懂的语言，使他们能够接受，积极配合治疗。

3. **语言具有治疗性作用**　充满爱心、关心的语言使患者感到亲切、安慰，能使患者情绪稳定，树立战胜疾病的信心，有利于康复。同时语言的暗示也有双重作用，有些患者往往因为自己的疾病恢复慢而灰心，这时护士要抓住患者在治疗过程中出现的某些症状缓解的依据，及时予以积极暗示，消除患者的悲观心理，积极配合治疗。治病性的语言，它不仅影响人的心理状态，而且能引起人的生理病理变化。切忌用致病性的语言，不负责任的语言伤害患者，同时要为患者保守秘密，保护他们的隐私。

4. 应用劝慰性语言　在一些患者的治疗过程中，有时因为手术疼痛或担心治疗副作用或手术疼痛而产生恐惧心理，所以拒绝治疗。面对患者这一心理障碍，护士应及时用劝慰性语言进行耐心的说服工作。情感是连接护士与患者的纽带，在工作中要充分表现出情感的魅力。恰当的语言、诚恳的态度，表现出对患者同情与爱护，赢得患者的信任，避免将自己生活中的不良情绪情感带入工作中，发泄或迁怒于患者，因而要求护士一旦进入工作状态，首先应该平衡自己的情感，放下不良情绪，尊重患者，同情患者，协助患者共同战胜疾病，做患者患难与共的情感知心人。

5. 风趣幽默的语言　护理、治疗、技术操作过程中，单调枯燥的语言，不能给人留下深刻印象，甚至使人感到沉闷，厌倦。因此，护士使用生动形象的语言，不但能有效传递信息，而且能改善患者的不良情绪，活跃病房气氛，帮助他们感受更多生活中的小乐趣。

（三）护士语言技巧恰当运用在护理工作中的重要性

1. 语气温和、语调平和　如果护士语言柔和悦耳，患者则觉得温暖亲切，舒坦安心，并从中得到自信与鼓励。美好的语言会对患者的康复产生极大的影响，因此护士要使用充满自信，体现诚意，恳切的语言，发挥语言的心理效应，给患者温暖、信心和力量，使患者有信心感和安全感，调动机体的积极因素，增强抵抗力，使患者的心理状态处于最佳水平，顺利接受治疗和处理。临床实践表明，护理人员与患者接触的每一个阶段，每一件事情以及所有的护理操作都包含着沟通与交流的内容，随时随地会对患者产生心理影响。因此掌握语言艺术是作好优质服务的前提，我们要多学习掌握语言艺术，为患者提供最优质的服务。

2. 细心的观察与谈心　了解和掌握患者的思想动态，巧妙地运用语言是进行有效沟通的最好保证。每位患者都有其特殊的个性特征和思想活动，护理人员要经常巡视病房，关心体贴患者，与患者谈心，深入到患者内心世界，全面了解病情，才能有的放矢，与患者沟通时说出的话才会有技巧、有温度、有分量，达到迅速有效沟通的目的。

3. 肢体语言的运用　对于危重、术后、气管切开、使用呼吸机的患者，要学会用无声语言技巧进行沟通，一个眼神，一个动作，对患者都有亲切的安抚作用，使患者处于接受治疗护理的最佳状态，有效地减轻患者的痛苦。

总之，根据患者的不同情况，施以不同的语言技巧，做好心理护理是目前护理工作中不可缺少的重要一环。如果护士能够正确运用语言技巧，会使患者心情愉快，情绪稳定，益于疾病向好的方向发展。

礼仪是指护士礼貌、仪表，是护患交流过程中的基本素养，并为一定的医院交往环境和患者在医疗消费过程中所接受的一种医院文化和医德修养。礼貌是表示敬意的通称，是待人谦虚、恭敬的态度，是人们良好交往的初始情感体验。仪表是指人的外表姿容，包括人的服饰、仪容、姿态，可在人际交往中给他人留下第一印象。现代护士礼仪可以从护士的个体形象、礼貌、仪表、言谈、举止、姿势等各方面展现出来，并融入护理职业行为和服务工作之中，对护患关系的改善、护理工作质量的提高十分重要。现代护士礼仪作为一种现代医院文化模式，是研究护理工作过程中护患交往艺术规范的学问，既可纵向传承，又可横向借鉴与融合。本着"以人为本，以病人为中心"的服务理念，将护士礼仪规范化、制度化、形象化是现代护理职业的一种职业象征。

（四）护士礼貌用语是护患交往的基础

在护患交往中，护士礼貌待人，文明用语，既可体现护士良好的礼仪修养，又可彰显护士对患者的尊重、同情，并对建立融洽、和谐的护患关系起到引领作用。病人作为实实在在的社会人，罹患疾病期间，不仅需要精心的治疗和护理，而且需要理解、关心、体贴和尊重。基于护理工作过程，现代护士礼仪要求护理人员面对患者，迅速进入职业角色，坚持和蔼亲切、生动体贴的礼貌用语，融健康教育于一体，借以创设双向交流场景，使患者身心得到慰藉和安抚，情感和心理享有满足感，进而主动或乐于护患交流与沟通，乃至护患关系自然进入一种良好、和谐的氛围。如当患者怀着不安的心情住进医院，病区的护士面带微笑地对他说："您好！我是本病区的护士某某，如您有什么需要请告诉我，我会尽可能满足您的要求……"患者从护士话语中的"您好""请"等礼貌性用语中感到温馨、体贴、信任，可以有效地减轻和消除紧张情绪。再如"我给您整理一下床铺，请您到床旁椅上坐一会可以吗"，"请您准备好，我要给您打针了，不要紧张，一般不疼"。这样的文明、礼貌用语，自然比命令、强硬用语好一百倍，患者一定会配合护士，而且很舒适地接受治疗和护理，治疗、护理质量自然上升。

护士礼貌用语是护患交流的基础，无论在接诊、检查患者，还是在治疗、护理环节中，坚持使用礼貌用语，可以拉近护患之间的距离，使护患真诚交流，身心愉悦，护患关系自然和谐无恙。实施现代护士礼仪，有助于营造护患相互尊重氛围。

（五）不断提升文化修养

1. 修养是指"思想、理论、知识或技艺等方面所达到的一定水平"，或"长期养成的符合社会要求的待人处事的态度和涵养"。在所有修养中，文化知识修养是一种基础性的修养。文化知识修养的高低，制约着其他各种修养的水平。护理既是一门专业，也是一门艺术，在当今护理服务中，修养和礼仪规范将成为护理工作的必要元素。因此，护理人员要不断地自我充实，不仅要掌握丰富的专业知识和技能，还要学习人文知识，具备良好的礼仪修养，才能为患者提供全方位的优质服务。

2. 对于一个护士来讲，应合理地分配好自己的工作，学习和休息时间，利用日常生活的点滴时间来抓紧学习。如果是一名新护士，要把学习专业知识、理论和技能放在首位，为今后的工作打下坚实基础。而已有几年工作经验的护士，应不断坚持学习来提高自己的知识层次和改善自己的知识结构，为进行护理科研，撰写护理论文创造条件。

3. 对于工作几十年的老护士来说，应侧重学习一些逻辑学、管理理论和教学方法，从理论上总结自己的经验，做好传、帮、带工作，使自己成为一名有理论、有经验、称职的管理者和教育者。"书山有路勤为径，学海无涯苦作舟"，只有经过长期坚持不懈地刻苦努力，勇于攀登，才有希望达到光辉的顶点。

（六）自我完善道德修养

南丁格尔说："护理工作是精细工作中的最精细者"，因此，培养和锻炼个人的素质修养，一定要从生活中的点滴小事做起。

1. 观察能力　护士不但不能让病人的不良情绪影响自己，还要有洞察病人情绪的能力，能够在病人情绪变化中沉着冷静地分析病人情绪变化的原因，找到源头，及时采取相应的护理措施使病人始终保持积极的情绪。

2. 仪容仪表　依照个人条件，对仪容仪表进行必要的修饰，扬长避短，塑造出美好的个人形象。服装服饰：服饰被看作是人的第二肌肤，服饰的选择和搭配不仅会给人留下深刻印象，而且也是修养与品位的客观体现。

3. 言谈举止　护士的一言一行，一举一动，甚至情绪的细微变化都可能对病人的病情产生影响。所以要学会情绪的自我调整，自我控制，在说话时要注意发音正确，意思表达准确，口气语调适中，态度和蔼、亲切，面带微笑，否则不利于彼此间的沟通。良好素质的养成，绝不是先天就有或一蹴而就的，而是靠后天的努力学习，培养和锻炼才逐渐形成的。既能顺利适应社会和护理工作，又能充分实现个人价值，也是个人的一种能力，一种心境，一种技巧的体现。

4.思想意识和道德品质　护士在护理工作中，思想意识和道德品质是在严谨的工作与生活实践中逐步修炼而成，是通过自我教育、自我完善，不断地学习、思索、实践，逐渐养成的。护理道德修养与一般道德修养一样，也存在两种道德观念的较量，在自己的头脑中进行着善与恶、正与邪、是与非的道德斗争。这也是对慎独精神的一种考验，只有通过不断地自我反省、自我纠正，才能达到护理道德修养的最高境界，只要持之以恒的自我修养，刻苦锻炼，就一定能成功。

我们都知道，语言是交流感情的工具，语言是人与人进行沟通交流的重要媒介。一个人从出生开始，就用哭声与人交流，用哭声要吃、要喝，要告诉大人他不舒服，这就是形体语言。随着年龄的增长，他就会做手势，会挤眉弄眼，会点头摇头了，于是出现了语言（口语）、肢体语言和形体语言，可见，人是离不开语言的，随着年龄和学识的增长，人们开始巧用语言，这就是语言技巧了。

（七）护士的语言技巧

1.热情而诚恳的语言是建立良好护患关系的基本条件，是进行沟通的前提。要建立良好的护患关系，必须取得病人的信任，病人入院时对病房环境陌生，加之疾病的折磨，非常痛苦、急躁，甚至恐惧。所以，我们要用安慰性语言热情接待患者，详细介绍住院环境，尽快消除患者对环境的陌生、不适感，态度和蔼可亲、尊重爱护患者，使患者产生安全感、亲切感和信任感。因此，热情而诚恳的语言会使患者对护士更加信任，同时增加对医生的信任、对医院的信任，从而树立战胜疾病、争取早日康复的信心和希望。

2.耐心中肯地解答病人提出的问题，帮助病人正确认识疾病是巧妙应用语言的关键。病人入院时对药物费、检查费、住院费等方面存在着各种疑问，对此，护理人员要有耐心，一定要解释清楚，要给病人一个可以接受的答复。尊重病人的人格和隐私，不能给病人似是而非的印象，不能让病人产生不必要的联想。因此，我们与病人沟通应当用通俗易懂的语言，从心理治疗的原理出发仔细斟酌。

3. 细心地观察和认真谈心，有利于了解和掌握病人的思想动态，巧妙的语言运用是进行有效沟通的重要保证。有效的沟通很重要，每个病人都有个性特征和思想活动，护理人员应经常巡视病房，关心、体贴、爱护病人，多与病人谈心，全面了解患者的病情和心理，有的放矢地深入到病人的内心世界，与病人沟通时才会有技巧、有温度和分量，达到迅速有效的沟通目的。

（八）有效的语言沟通在优质护理活动中的作用

1. 优质护理需要全面落实基础护理，全面落实责任制护理，深化护理专业内涵，整体提升护理专业内涵，让病人享受"优质、高效、低耗、放心"的护理服务。

2. 有效的沟通，科学严谨的工作态度，高超过硬的技术是优质护理服务的保证。当一个患者入院时，护理人员要十分热情地接待，耐心细致介绍住院环境、主管医生、主管责任护士，消除病人的紧张感和陌生感，像对待"亲人"一样交代病情，了解病人的需要，在不违反医疗原则的情况下，尽量满足病人的需要，让病人有住家的感觉。

3. 护理工作作为医院工作的重要组成部分，护理人员的言谈举止、服务细节，点点滴滴都代表医院的整体形象。热情周到的服务可以缩短护患之间的距离，有了良好的护患关系，患者对护理工作的满意度就有了明显的提高。

"优质护理服务示范工程"活动是惠民工程，也是护理工作的改革，顺应了护理工作的需要，让患者感受到"看得见""摸得着"的实惠。护士良好的语言技巧在优质护理服务中有重要的作用，能够减少护患矛盾，降低护理安全不良事件的发生率，减少护理差错事故。随着活动的有序进行，只要努力求实、稳步发展，就一定会深入践行"以人为本、患者至上"的科学理念，提升护理质量，充实、拓展护理服务内涵，真正达到让患者满意、社会满意、政府满意、医生护士满意的目标。

护患纠纷是医院经常遇见的问题之一，在一定程度上影响了医院在患者及社会中的形象，所以工作在医院窗口的部门的门诊护士对于医院形象的树立起着不可忽视的作用。门诊护士与患者之间如果能够互相了解与沟通，可以起到化解护患纠纷的作用。对于提高医院护理工作的质量，建设良好外部形象起到积极的促进作用。

门诊是患者们到医院就医所接触的第一个地方，所以患者对一个医院的印象也是从医院的门诊接待工作开始的。门诊护理服务是医院向外界展示自身的服务质量的一个窗口。患者来自于不同的行业，性格特点也各不相同，对医院提出的需求也千差万别。所以对于在门诊工作的护士的素质的要求也就比较高。护士们除了要具备精深的专业技术之外还要具备较强的沟通能力，是医院树立良好的对外形象的关键。患者与护士间建立良好沟通可以增进彼此之间的了解，提高患者对医院的信任度，从而有效地降低医疗纠纷发生的概率。双方顺畅的沟通交流，问题解决的比较顺利，也就不会产生不必要的纠纷。为医院树立了良好的形象，赢得了广大患者的青睐，在医疗市场的竞争中就具有了一定的优势。

（九）沟通的技巧

1. 门诊护士沟通技巧在护理工作中的应用效果　门诊护士每天要接触大量的患者，这些患者的生活习惯、文化素养的差异也非常的巨大，另外患者所患的疾病也多种多样，因此心理反应也是不同的。而患者在就医的过程中经过多道程序如挂号、检查、交费等过程。心理与生理上的疲惫都达到了顶点，所以极易把不满与焦躁发泄到护士身上。因此，门诊护士应当运用心理学、与护理方面的知识加强与患者之间的沟通，提高自己的沟通技巧。

（1）语言沟通技巧

1）礼貌、周到的对待每一位患者：语言是情感交流、信息交流的有效工具。护士在工作中语言要做到清晰、规范。使每一位患者都能够听懂，含糊其辞的交代往往是护患之间矛盾的开端。对待患者态度要亲切、用语文明，如：请、对不起、谢谢等。对患者的称呼要礼貌而恰当。如果护士做到了以上几点就会很自然地拉近了护患之间的距离，消除患者的陌生感，缓解患者紧张、焦躁的情绪。使患者感受到护士对自己的尊重，同是也让患者更加尊重护士的劳动。

2）注意说话的语气语调：在与患者交流时要注意语气不要过于生硬，说话的声音既不要过高，让患者产生不快。也不要过低，使患者听不清楚，使患者产生不被重视感。高低适度的音调可以让患者产生亲切感。语调要柔和，讲话声音的高低则可根据场合与讲话的具体内容进行调整。让患者感受到护理人员的关心。

3）注意使用保护性语言：在与患者进行沟通时，还应从患者的角度去思考问题。要注意不要透露患者的隐私。如精神方面的疾病、生理缺陷等，保护患者的自尊。不要对患者的隐私抱有强烈的探究欲，不要追问患者不愿提的事情。与病情较为严重的患者进行交谈的时候，语言要谨慎，避免加重患者的心理负担，要对其进行心理疏导，使患者以轻松的心情面对疾病。

4）疏导焦躁情绪的语言技巧：门诊护士每天要接触很多患者，有些患者会因为前来就诊的人比较多，长时间的等待候诊产生急躁的情绪。对此护士可在病人候诊的期间内，对病人进行就诊知识指导，向病人解释各种检查申请单的作用、目的，让患者了解检查的必要性，同时为了方便患者诊治告诉患者各项检查所在技术部门的具体位置。使患者能够快速地找到检查地点，尽快地完成各项检查。除此以外还要告诉患者在检查时应注意的一些事项，让患者感受到护士的细心。

5）与爱发脾气患者的沟通技巧：在护士工作中经常遇到一些爱发脾气的患者，遇到这种情况时护士首先要从患者角度出发对患者的行为予以充分的理解。其次要做的就是保持冷静，不能与患者一样发脾气，而是耐心地向患者解释。或者等患者发泄完自己的不满，情绪稳定下来以后再与患者进行沟通。

（2）非语言沟通技巧：非语言沟通技巧也被称为体态语言。是指护士身上所展现出的自身所具有的良好的道德修养以及传递给患者的第一印象。巧妙地运用非语言技巧也会对护患之间建立良好的关系起到积极的推动作用。

1）服饰与仪表：作为一名护士首先要做到衣着平整、干净，头上戴的帽子要端正，头发较长的要挽起来，不应披散在肩上，举止大方得体。爱美的女士可化淡妆，手上的指甲不可过长，双手要保持干净，以免带来工作上的不便。

2）注意谈话的表情：在与患者进行交谈的时候，护士要面带微笑，向患者传达友好的信号，抚慰患者使患者的情绪得到放松。认真倾听患者的倾诉，不要从表情中显现出对患者的厌烦，对患者提出的问题给予耐心的解答。目光要温和，到医院就诊的患者往往存在着肉体与精神上的双重痛苦，而眼睛则是人心灵的反映，护士关切、温和的目光往往比任何安慰的语言都要有力，使患者感受到安定，减轻了患者的心理压力，消除了彼此间的陌生感，拉近了护患之间的距离。为双方的顺畅沟通打下了良好基础。

3）发挥触摸的作用：为了获得患者体征的实际情况，取得治疗所需的真实信息，与患者身体的接触是护士工作中不可避免的事情。触摸也是一种护患之间的沟通技巧。恰当的触摸可以表现出护士对患者及其家属的关心与安慰，使他们感受到来自护士的关心与支持，增加战胜疾病的勇气与信心。

门诊护士的工作是患者观察医院的窗口，关系着医院在社会、在患者心中的形象，所以门诊护士所肩负的责任也尤为重大。一名合格的门诊护士不仅要具有广博的专业知识与专业技能，同时还要具备出色的沟通技巧，为患者与医院之间搭建起一座信任的桥梁。所以门诊护士应在平时加强心理学、社会学知识的学习，从语言方面与肢体语言方面着手，将学到的理论知识与自己的工作实践结合起来，逐渐地摸索出一套与患者沟通的有效技巧。

2. 护士与家长沟通技巧在小儿心外科护理工作中的应用效果

（1）护士人员与患儿及家长初见面时应面带微笑，举止优雅，主动与患者家属进行沟通交流，注意言语得体、态度温和，使患儿和家属体会到家人般的温暖，拉近医护人员与患儿及家属间的距离，建立良好的第一印象。

（2）由于心外科疾病病情不稳定，而患儿年龄小、表达能力差，护理人员应及时与患儿家长沟通，了解到患儿的即时需求，及时采取措施缓解患儿疼痛或其他病症。

（3）治疗前给患者家属详细讲解疾病治疗方案，定期给其做疾病相关健康教育讲座，提醒其治疗过程中的注意事项，家属可以随时提出疑问，护理人员需耐心做出讲解。

（4）由于家长极度担心患儿病情进展情况，易产生焦躁不安的情绪，护理人员需及时做出安抚，体谅家长的心情。

（5）护理操作过程轻巧熟练，表现为较高的护理素质，与家长建立互相信任的关系。

（6）对于年龄稍小的患者护理人员可给予动作安抚，减少患儿对陌生环境的恐惧感，以增加其对治疗的依从性，年龄稍大的患儿，可采取聊天的方式了解患儿心理及生理状况，随后与家长及时沟通，共同合作，消除患儿不良情绪。

（7）患儿出院前由护理人员讲解出院后注意事项，叮嘱家属定时给予患者用药，定期到医院复诊。

3. 采血护士与献血者的沟通技巧在护理工作中的应用效果　采血护士与献血者语言沟通理念随着无偿献血模式的转变，语言沟通已经成为影响医疗秩序和护理质量的重要因素之一。因此，处理好献血者与医护人员的关系，加强与献血者沟通显得尤为重要。我们要逐渐完善以"献血者为中心"的护理理念，其中很重要的一点就是对献血者的心理护理。如何做好献血者的心理护理。目前存在一些错误的观点，认为与献血者沟通"可有可无"，医护人员缺乏与献血者有效的沟通。为此，我们应引起足够的重视，加强沟通，消除献血者与采血护士之间的矛盾，达成一致语言沟通理念。

目前，献血者的队伍庞大，流动性强，文化水平有高有低，加强与他们的语言交流，提高他们的自信力是保证献血者的重要因素。语言沟通的有效方法和采血护士的自身素质对献血者的沟通起决定作用。

（1）护士与献血者沟通的概念：是护士与献血者之间的信息交流以及相互作用的过程。所交流的内容是与机采血小板采集以及健康宣教相关的信息，同时也包括双方的思想、感情、愿望及要求等方面的沟通。

（2）护士与献血者沟通不足及后果：当静脉穿刺不能"一针见血"或由于拔针后穿刺部位出现血肿时，献血者往往产生抱怨，不信任心理，结果导致护士与献血者关系紧张既影响采集过程，又影响护士在献血者心目中的形象。根据目前护士与献血者沟通存在的不足之处，促进及培养护士与献血者沟通技巧非常重要。

（3）护理的技巧：献血者一进采血场所首先接触的就是

护理人员，特别是初次献血者，他们的情绪非常焦虑，迫切地想知道有关的献血知识、献血秩序、献血后的不良反应、护士的业务水平等。那么，护理人员在接待献血者时就应针对他们的感受和信息反馈，若忽视这些交流，容易产生交流障碍，造成误解或不满，所以，高情商的护理人员在工作时，不仅要收集献血者生理方面的资料，而且要收集其心理包括情绪方面的资料以确定献血者的全面的护理问题，进而提高整体护理质量。

（4）表达的技巧：表达的技巧用来传递各种信息。语言的表达是否清晰，关系着护士与献血者交流的质量。献血者由于在文化水平、专业知识和智力上存在的差别，在护士与献血者沟通中常发生由于专业术语使用过多而产生概念上的误解或不被理解，影响相互之间的沟通与交流。而情商能使护理人员正确地表达那些需要说的事情，而不是那些可能对献血者造成伤害的事情。非语言的表达在沟通交流中也是非常重要的。态度的信息常常通过非语言的形式呈现出来。例如对献血员说话或听献血员说话时，要注视对方的眼睛或面部，以表示真诚地倾听献血者的说话,同时,这也是尊重对方的表现。不敢直视对方，是羞怯的表现；有意不注视对方，是冷淡的表现；从头到脚巡视一遍，是审查的表现；面无悦色的斜睬，是鄙视对方的表现；斜睁而微笑，是向对方传情的表现；不注视对方面部以目横扫周围，是监视对方的表现；凝眸对方而眉飞色舞的微笑，是轻浮的表现；只注意手中的活计不看对方说话，是怠慢的表现；看完献血者后突然一笑，是讥讽的表现；突而圆眼瞪人，是警告与制止的表现；当献血者伤感时突然皱眉，是同情对方的表现；伴随献血者一起微笑，是会意的表现。总之，护士应用期待的目光注视献血者讲话，不卑不亢，只带浅淡微笑即可。

（5）沟通的技巧

1）护士要有美的外在形象，仪容、仪表、服饰、精神状态等，这些都会给献血者建立良好的第一印象，也对护士与献血者沟通起到至关重要的作用。因此，护士应以愉快，积极的情绪感染献血者，以减轻献血者对静脉穿刺的恐惧感。人们常说"微笑是最好的语言"，以微笑待人，是人际交往中解决生疏、紧张的第一要素，和蔼可亲、平易近人是沟通的先决条件。

2）语言交流具有特殊的魅力，准确而亲切的语言是护士与献血者感情交流的重要手段。适时适度的语言交流有四大要素，即：清楚、直言、诚实和有分寸。语速要适中，过快会让献血者感到没有诚意，过慢会感到反感。例如，当献血者在等候采集时间过长时，会表现出不满的情绪或过激的语言，护士要用真诚、清晰、流畅的语言，给其以耐心解释，温和地说"请您在座位上稍等，我们根据采集情况尽快给您安排采集。"大多数献血者在穿刺前都有一种紧张情绪而担心的心理，唯恐一针不成功，常说："我的血管不好扎，你能一针扎进去吗？"这时，护士首先要给其心理安慰，并用柔和的语言告诉献血者："请您不要紧张，我尽可能一针成功。"如果穿刺失败应说："实在对不起，给您增加痛苦了。"这时一般都会得到献血者的理解和宽容。同时，在机采血小板采集过程中，用鼓励性语言，消除献血者初次献血产生的一些紧张情绪；对献血过程中个别有轻度不适的献血者多使用安慰性语言，消除献血者的焦虑和不安，增强对献血者的信心。要对献血者进行健康宣教，并随时解答其提出的疑问，以消除存在的担心心理使其身心处于最佳的采集状态。

（6）倾听的技巧：倾听是从他人处捕捉和理解言语性和非言语性的信息并借以表达对他人的关心的技巧。高情商的护理人员应该是一个良好的倾听者，能以平和的心态对待他人的诉说，同时也能理解他人的感受并能够恰当地表达这些感受。这样容易得到献血者的信任，使献血者能够无防卫地诉说他面临的问题和自己的情绪状态。从而帮助护理人员得到献血者的依从性或涉及隐私的某些信息，提高招募献血者的准确性，有利于献血者事业的发展。在于献血者的交往中，护士的举止，如手势、动作、姿势、眼神、笑容、站立等都起着重要的作用。护士要善于运用这些"肢体语言"与献血者交流，增加传出信息的清晰性、正确性，以增加与献血者的亲和力，提升献血者对护士的信任度，使献血者心情愉悦，以增加献血者信心。

（7）讨论：探讨沟通技巧时大家可能会说，一天工作这么忙，哪有时间去和献血者沟通呢？我想大家会记得鲁迅先生曾说过一句名言："时间就像海绵里的水一样，只要你善于挤总会有的。"正像时间自然法则总结的那样。时间像一根弹簧，给你设立限制，只要用 20% 的努力可换得 80% 的结果。

采血护士由于年龄小，接受新知识快，人际关系改善较为明显，但也因为在采血过程中，采血护士在文明用语，应变能力等方面不够成熟，值得教育者深思。加强对采血护士沟通技巧的多元化语言交流的心理素质训练，提高交往和锻炼的平台，以满足采血护士人际知识和沟通技巧的多元化需求。

二、护士外在美

护士的外在美是指在工作场所护士的容貌清洁靓丽、表情自然大方、着装规范、步态轻捷、举止文雅、张弛有度、庄重得体，给人以美的视觉及心理上的感受。护理职业是一个充分展现美的职业，他融外在美与心灵美于一体，而通过外在美展示出来。如果不注重外在美，美好的心灵难以体现出来，更难以在实践中得到升华。浅谈在临床工作中护士的外在美与护理同行共勉。

（一）护士相貌端庄的仪态

在临床工作中，护士端正的相貌，端庄的仪态，得体的着装，文雅的举止，亲切的表情，优美的姿态等表现能给人以心灵的慰藉和满足，是生命与健康的本质力量的体现。这种美感可以潜移默化地影响人的心灵，激发人们对美好生活的追求。因此作为护理人员，在工作场所应时刻给病人及家属以美的表现。

1. **容貌自然典雅** 在工作场所护士的头发应梳理整齐，没有异味，长发按规定盘起，前不过眉，后不及肩。并根据自己的年龄及肤色决定是否化妆。对于年轻的护士，正值青春靓丽，具备无可比拟的自然美，可以不用化妆；随着年龄的增长及倒夜班对身体的消耗，气色会逐渐衰退，护士应适当化淡妆，妆容以清新自然贴近生活为标准。适当的淡妆，加上护士对工作的满腔热忱，会使护士精神抖擞，充满活力，收到外在与内在相和谐，心灵与形象相统一的良好效果，但切忌浓妆艳抹。

2. **着装规范整洁** 工作时间应按规定着装，工作服平整清洁合体。一旦工作服被病人的体液、药液或碘渍污染，应及时更换及清洗。发饰不宜过艳，可选用蓝色、咖啡色、枣红色等色系，或佩戴医院统一配置的发饰。护士帽及护士鞋要及时清洗，保持整洁。

3. **谈吐文雅大方** 护士不要在护士站病区走廊或病房中谈论与工作无关的话题，说话时一定要注意控制说话的音量及声调，声音柔美、亲切，切忌旁若无人似的大声喧哗。接电话时声音应清晰、轻柔、简洁，不在电话中谈家常琐事。向病人及家属沟通交流或交代问题时，事先理好谈话的内容，以对方能接受的方式语调，选择合适的场所进行交谈，交谈时应注意语速适中语言真诚亲切友好。遇到患者及家属误解或无理取闹时，应注意控制自己的情绪耐心讲解，以理服人，通过自己礼貌合理的解释使对方心服口服，消除误会，平息矛盾。

4. **举止庄重得体** 护士的举止是护士风度的一种体现，一举一动都会引起患者及家属的心理反应，所以护士在工作场所应注意每一个细节。不要在办公室就餐或吃零食，工作时间不翻阅非专业的书刊，不穿响底鞋。站立时姿态优雅、坐时姿势端正、行走时步态轻捷，展现出护士的灵巧与优美。操作前给患者或家属进行解释，解释时表情自然、目光亲切、注意力集中；操作中动作要舒展大方、干净利落、规范娴熟、准确无误；操作后对病人的配合表示真诚的感谢，并整理好用物和病人的床单元，不丢三落四。巡视病房时适时与病人及家属进行适度的交流，充分体现出护士的文明礼貌及对病人的关爱。开关门时不发出响声。各个治疗车的轮子应及时整理上油，车上物品摆放稳妥，推动时不能过猛，避免发出噪声。

总之，护士的外在美会给患者及家属以亲切、自然、安全、可靠的良好感觉。护士优美的语言、优雅的举止、优质的服务，如春风似细雨吹拂病人的脸庞，滋润病人的心田，它可以拉近护患之间的距离，获得患者及家属的信任和尊重；可以驱散患者心中的阴云，消除护患之间的误会；可以融化病人胸中的积雪，给病人以信心和力量，起到心理治疗的作用。因此，护士应始终以美的姿态表情动作和行为出现在病人面前，使病人真切感受到护士的美好而善良的情怀。

（二）护士礼仪着装

护士礼仪着装，凝聚天使的自信与骄傲，凝练其职业形象。首先，可使患者充分审视护士人体美、体形美，从而产生对生命的美的感受，感染其美好的康复愿望，相形之下，也能更加完美地体现以人为本的服务理念。其次，护士作为职业女性，自然、清雅的淡妆是自尊自爱、热爱生活的直接体现，更是一种积极健康的人生态度，可以激发理性患者的康复的信心和力量的态度。再者，兼有礼貌言行、文明举止、专业美学资质，拥有信心、能力、可靠等职业三要素，可以综合体现现代护士礼仪，使其成为护理职业艺术，成为整体化、程序化护理的重要内涵。

将现代护士礼仪运用于整体化护理程序中，可以更好地展现护士尊重患者的职业风采。一方面，可以体现对患者及其生命的尊重，使患者得到心理抚慰；另一方，增加患者的信任感，赢得患者的尊重。护患相互尊重是高质量护理工作的前提，毋庸置疑。如：护士在接待入院患者时应起立相迎；护士在与病人交谈时，不可坐到病床上；护士在较窄的走廊中路遇病人，应停步侧身请病人先行；护士在非探视时间接待来探视的病人亲属时应起立，耐心说明病区制度，介绍病人病情，请病人家属留言，改日来探望；当病人出院时，值班护士、护士长应热情将病人送至病区门口，挥手道别。护士礼貌待人，可使患者在与护士的交往中，呈现快乐、期望、羡慕等心理感受，从而对身心康复起到积极作用。

体态实际上是一种形体语言。护士与患者交谈中，恰当地应用体态语言，使护理工作具有心灵的感染力。训练有素的护士的体态主要体现在以下几个方面。①站：自然、挺拔；②坐：端正而稳重；③行：敏捷而轻盈；④操作：熟练而有序；⑤眼神：温和、沉稳、易接近；⑥表情：温柔而自然；⑦手势：文雅、得体。良好的体态可以给人以温文尔雅、彬彬有礼的美感，对患者富有感染力，对保持康复心理的稳定十分有益。

护士美的仪表带给患者端庄、纯洁、文明的印象。①护士式工作帽，搭配上洁白的不同款式的工作装，显示出高雅、圣洁；②妇产科、儿科病房护士着淡粉色工作装，则给予产妇、患者温暖、亲和力及亲切感，可减轻紧张恐惧心理；③护士的白色、软底、坡跟工作鞋，使护士的着装自然、和谐、美观大方；④护士美好的容貌，和谐自然，面部表情亲切，可以唤起患者对生活的美好向往，增强战胜疾病的信心和勇气。总之，护士仪表美犹如天使一般，可以自尊、自爱、自强，进而唤起患者的优雅举止，对整体护理也大有益处。

（三）现代护士礼仪的内核及其内涵建设

现代护士礼仪的内核。"以人为本，以病人为中心"的服务理念，将护士礼仪规范化、制度化、形象化是现代护理职业的一种职业象征。笔者认为，这种护理职业象征的内核在于：①"把病人的利益置于首位"为服务根基，展示"真、善、美"的精神境界，是现代护理礼仪的第一内涵。坚持该内涵，可以使患者感受到实实在在的医学情感服务，杜绝接受虚假的、伪装的情感表象，真正舒适地体验"真、善、美"的人文情感服务流程。②发扬医学理性精神和白求恩精神，是现代护理礼仪的更高层次的内涵。发扬该内涵，可以使患者充分领略医学理性精神和白求恩精神的范式效应，全身心地享受医学服务和主动配合现代护理流程。③揭示人性化服务的内涵，是现代护理礼仪的最高层次的内涵。充分彰显该内涵，可使患者真正体验护理工作过程人性化服务的崇高境界。

（四）护士仪表的基本要求

1. 护士服整洁，内衣不外露；燕帽戴正，前发齐眉，后发不过肩；护士裙，配肉色长筒袜，袜口不能露于裙摆的外面，长裙不能暴露于工作衣之外；护士服冬装一律穿工作衣和同色工作裤，配肉色或白色短袜，内面的裤脚及袜口不能露于工作裤外；佩戴工作牌，工作牌上要注明职称、姓名、配 1 寸彩色照片。脚穿浅色软底护士鞋。

"站有站相，坐有坐相"。护士工作中不能勾肩搭背、谈笑风生，而应挺胸收腹，以亲切、和蔼的面容迎接病人。禁戴首饰，不留长指甲，不涂有色指甲油，可淡妆上岗。

2. 护士仪表美是传递生命活力的载体。爱美是人的天性，是心理的需求。南丁格尔说："护士是没有翅膀的天使，是真善美的化身"。护士美好的仪表体现在自然和谐、亲切、和悦、乐观、生机，它可以将青春的活力传递给病人，使病人得到良好的精神享受，唤起他们对美好生活的向往，增强战胜疾病的勇气和信心，因此，护士除了应掌握丰富的理论知识和精湛的护理技能外，更需要职业素质和行为规范的培养。

3.美的仪表是护患沟通的桥梁。人际交往中的第一次会面，对方自然会注意到的是衣着、谈吐、风度、表情、身材、年龄以及对自身反应，然后给对方一个初步的判断评价，护士的燕式工作帽，搭配上洁白的工作装，给人以纯洁端庄、高雅的感觉。因此护士注重仪表美，适当的淡妆，庄重仪表，给人以精神、清爽、平和、稳重的感觉，病人从她们的身上，可以得到一种力量，一种信赖和安全感，愿意与护士交谈。反之，一个浓妆艳抹，穿高跟鞋，浑身珠光宝气的护士，出现在病人面前，会让人觉得缺乏同情心，从而使病人与你保持距离，不利于沟通，由此可见护士不仅要有过硬的技术本领，而且要注意自身的仪表。

（范伊伊）

第二节 护士礼节礼仪修养

随着医学模式的转变，护士礼仪成为护士必备的职业素养，随着社会经济的不断发展和人民生活水平的不断提高，社会人群对护理服务的需求呈现多元化、高品质的趋势，医学模式的改变，护理学科的自身发展，要求护士在护理工作中为病人提供全身心、全方位的优质服务。门诊部是现代医院面向社会、患者，直接为社会人群进行医疗和保健的场所，是全天对外开放的窗口，现在越来越多的患者选择门诊医疗，患者对门诊医疗的技术水平和服务质量要求更高，而门诊护理质量的高低直接影响医院的声誉。因此，优质的接诊礼仪不仅提升医院的信誉度，而且对医院的发展起到了举足轻重的作用。

（一）护士礼仪的定义

中国自古以来就是礼仪之邦，对一个人的最高评价应该是知书达礼，护士作为没有翅膀的天使，更应该容貌服饰端庄大方，言行举止优雅得体，这样才能显示出护士的独特韵味来，有人说，人间的美，十有七八是女人创造的，护士是女人中的天使，护士的一举一动更应是美的展现。随着系统化整体护理在临床实践中的应用和发展，要求护理人员除拥有丰富的专业理论知识和熟练的操作技能外，还应具有良好的仪容仪表及专业形象。因此，要进一步改进护理工作，提高护理质量，首先必须从塑造护士礼仪着手。

护士礼仪是一种职业礼仪，是护士在职业活动中所遵循的行为标准，是护士素质、修养、行为、气质的综合反映；是用以塑造个人和医院良好形象的重要方式；是对患者、患者家属及其他工作人员的礼节和注重仪表、仪态、仪容等方面的规范和程序。

（二）护士礼仪在门诊护理工作中的应用

随着现代化医学模式的转变和护理学的发展，严格护理管理、完善护理程序、强化护士高度的责任感都是不可缺少的促进要素。然而，贯穿这些要素的其中，护士礼仪已成为当前护理教育中急需解决的问题，是临床护理工作的内在品质和灵魂。

1. 护士端庄、整洁的形象能使患者产生一种亲切感和信任感，从而减轻患者恐惧不安的心理，营造一种温馨祥和、宽松愉快的气氛。护士应该把握好与患者初次见面的时机，给患者留下美好的第一印象，第一印象的好坏直接关系到患者对医护人员及医院形象的评价，门诊护士接诊时应做到站姿亭亭玉立，坐姿稳重端正，步姿轻盈机敏，身体的各种体态语言表露恰当，给患者以真诚相待的感觉。

2. 微笑的表情是护患交往的润滑剂。微笑是一种特殊的言语，门诊护士用亲切的微笑可以拉近患者与护士的心理距离，消除患者的陌生感与烦躁感，为深入沟通创造温馨和谐的氛围。

3. 灵活巧妙的语言能协助护患关系。一名好的门诊护士不但要具有良好的职业道德还要具有丰富的专业知识并具有语言沟通技巧。由于患者本身已被病魔缠身，往往心情沮丧，悲观，焦虑，这就要求门诊护士必须宽容大度，以同情，关心，体贴的话语开导，就会从心理上安慰患者帮助患者。因此，在接诊病人时应做到礼貌用语，尊重对方，称呼准确，必须使用"请""您""对不起""谢谢配合"等文明用语。病人无论是咨询或候诊，护士都要以诚相待，耐心地解答每一个问题。交流是要注重语言的科学性、准确性、艺术性、通俗性，应一切为病人着想，急病人所急、想病人所想。

（三）倡导优质的接诊礼仪

在对患者进行护理治疗时，得体的称呼使患者感到自然、亲切，对老人应用尊称，年龄和自己相仿的可称姓名，对儿童可适当运用触摸以减轻儿童的陌生、恐惧感。

病人到医院就医，客观上就存在一种被动、祈求的自卑心理，加上疾病缠身，又面对陌生的医院环境难免产生孤独感和恐惧感。此时，病人最希望得到医护人员的理解、同情和关心，他们对医护人员的一言一行甚至面部表情都非常敏感。门诊护士礼貌周到的工作态度，文明端庄的仪表就成了抚慰病人的良方，成为解除病人心理恐惧的重要因素。在医疗竞争日益加剧的今天，服务作为医院的软环境，逐渐被广大患者和社会所关注。作为门诊护士，护士的服务应做到"四心"（爱心、热心、细心、耐心）"三问"（问好、问病情、问需要）"二微笑"（微笑服务、微笑接待）"一到"（服务到位）。要更新观念，迎接新的挑战，设计好自己的第一印象，通过仪表、眼神等与患者传递、交流信息，建立和谐的护患关系。

在医疗市场竞争激烈的今天，要使每位医护人员认识到塑造形象，树立优势确保病人的重要性，服务质量的好坏直接关系到医院的生存和发展，要有忧患意识，要有"以病人为本、以病人为中心"的服务理念。护士主动热情、周到的礼仪服务是解决护患关系，改善服务态度，提高服务质量的有效方法。总之，门诊护士只有具有高尚的道德，超强的记忆力，敏锐的观察力，健康的心理，成熟的思想及娴熟的技术，才能更好地融入现代医院的门诊护理团队中。

（四）急诊服务礼仪

急诊服务的对象是一个特殊的群体，当危重病人推进急诊室时，病人和家属焦虑、忐忑不安的心情交织在一起，他们把每一丝生的希望都寄托在医护人员身上。急诊护士是首先与病人及家属接触的人，她的工作不仅直接关系到病人对医院的信心，也关系到病人生命的转归，所以，一名优秀的急诊护士，除了应具备高尚的思想品德，良好的心理素质和掌握精湛熟练的护理技术外，优良的礼仪修养对完成急诊护理工作亦至关重要。

1.急诊接待礼仪　急诊护士面对的是危急、危重的病人，因此，社会对她们的服务水准提出了更高的要求。急诊护士只有树立更科学的服务理念，并将这种理念体现在具体的护理服务工作中，才能满足社会高标准的要求，在激烈的服务竞争中，赢得社会的尊敬和承认。在急诊接诊中体现出这种高水准的服务质量，也是现代护理学面临的新课题。

（1）急诊病人的特点主要是起病急、病情重、急需抢救处理。急诊护士应当掌握急诊病人与普通病人不同病情的特点和心理特征，以便抢救治疗中恰当地掌握病人的心理，更有效地进行救治工作。①焦虑心理：恐慌不安、焦虑等是急诊病人常见的心理状态，高热病人、休克病人就常见这种情况；②惧怕心理：由于起病突然（如各种外伤、大出血、剧烈疼痛等），病人往往缺乏心理准备，对突如其来的病情感到非常恐惧，惧怕死亡，惧怕由于疾病而失去原有的正常生活，害怕诊断不准确而被贻误等；③依赖心理：突然的伤病造成病人的行为退化、情感幼稚，有"返童"现象，如病人因疼痛、发热而呻吟、辗转、甚至大声哭喊；④听天由命心理：有些病人患急重症后，觉得事已至此，只能听天由命，听任医务人员的摆布，对病情和治疗结果持无可奈何的态度，面对病人的各种心理状态，护士应有针对性地采取措施，适时、恰当地给予安慰和治疗。

（2）针对急诊病人的不同心理状态和实际情况，急诊护士接诊时应采取适当的救治措施和恰当的礼仪接待方式。

1）稳定情绪、陈述利害。急诊病人由于病情急、来势猛、缺乏心理准备，而表现出情绪紧张、惊恐不安。护理人员要针对这些情况，在紧张环境中有条不紊地进行救治工作，同时给病人和家属以必要的、适当的安慰和解释，晓以利弊，尽快使病人和家属消除紧张情绪，以利于进一步对病情作出处理。

2）抓紧时机，果断处理。护士对病情有个大致的了解后，即迅速对伤病员进行必要的救治处理。救治工作的方法要正确，决策要果断，措施要得力，充分体现护理人员处理问题的针对性、及时性，增强病人对护理人员的信任感。

3）急不失礼、忙中守节。对急诊病人的接待虽是要求紧张及时，但也不等于急中便可以不顾礼节，而是应当做到急不失礼、忙中守节。急重症病人心理较复杂，总是有一种恐慌和绝望感，急诊护士在接待病人时更应考虑到病人的特殊心理，态度要更为温和礼貌，处理病情果断而及时，繁忙中仍能不失礼节，耐心而富有关爱之情，这对于病人不仅仅是态度上的关心，更重要的是给予病人信念上的支持。

2. 急诊救护礼仪 危重急患者一旦入院，急需采取有效的救治措施，此时，急诊护士就需要将平时学习、积累的知识和经验充分发挥出来，尽快为抢救工作铺设绿色通道。

（1）急而不慌、忙而不乱。急诊护士必须有较强的应变能力。急诊病人发病急，来势凶猛，这就要求医护人员果断采取最佳的急救措施，要做到沉着应战、临危不乱，始终保持急而不慌、忙而不乱、从容礼貌的工作态度，以稳定病人和家属的情绪，争取得到更好的配合，有利于进一步的救护。

（2）团结协作，文明礼貌。急诊急救是一项涉及医疗、护理、化验、放射、收费、挂号、注射及行政等多个方面的工作，这些工作往往是一环扣一环的。在涉及多个科室的病情救治时，各科医护人员要紧密配合，团结协作，注重同事间的文明礼貌，互相理解、互相尊重，共同协作完成急救工作，不要因言语不慎、行为过激而伤害同志感情，影响对病人的抢救工作。

作为一个好护士，不但要有崇高的品德和精湛的护理技术，更要有服务艺术，才能更好地改善护患关系，提供优质护理服务，满足不同层次人群的护理保健需要。

护士作为一种职业，在这个世界上走过了一个多世纪的里程，护理工作的特殊性，要求护士将内心的美与外在的美融为一体，并创造出美的环境，使患者产生美感，感受到生命与生活的美好，从而产生战胜疾病的勇气，而护士礼仪在其中起着举足轻重的作用。

（五）护士仪表、语言礼仪

护士礼仪是护理人员在整个护理中，为了塑造个人和组织的良好形象所应遵循的尊重患者、尊重患者家属及其他工作人员的礼节和注重仪表、仪态、仪容等方面的规范和程序，护士美的仪表、礼貌的语言、落落大方的礼节，可使患者感到被理解、被尊重，心理上得到安慰，情感上获得愉悦，促进疾病的康复。

1. 仪表礼仪 仪表是人的外表，它不是语言，但有时表达出的意义更胜似语言，它是一个人精神面貌、文化修养的外在表现，是获得他人良好第一印象的"秘密武器"。护士美的仪表给患者端庄、纯洁、文明印象，护士衣着应整洁、庄重、大方、得体，衣裙长短和松紧适度以方便工作为原则。燕帽要求短发前不遮眉，后不过衣领，侧不掩耳，长发梳理整齐盘于脑后，发饰素雅，燕帽洁白无褶皱，系戴高低适中，护士服宽松适度，不佩戴首饰和其他饰物，洁白的燕帽配上白色的工作服，白色软底坡跟鞋，肉色袜，使护士着装自然、和谐、美观、大方、典雅、端庄，显示出护士不俗、高雅的气质和内在美的心灵。在妇产科、小儿科工作的护士着粉红色工作服，能给予产妇、患儿温暖、柔和、亲切感，还可减轻紧张、恐惧的心理；在急诊科工作的护士着淡绿色工作服，能唤起患者对生命的向往和战胜疾病的信心；护士的容貌要充分体现自然美，得体的淡妆不仅能美化人的容颜也能给患者一个好心情，但是避免过浓的现象，因为浓妆易使人误会护士的职业，护士淡妆是从患者需要出发，配合医院环境整体色调，淡雅的主旋律，和谐统一，展示护士职业的整体素质及美感，激发患者对美好生活的渴望。

2. 语言礼仪　护士的语言是左右患者心理状态的主要因素，也是护士与患者沟通的重要工具，恰到好处地应用这一工具，可以解除患者的思想顾虑和心理负担，取得积极配合，建立起良好的护患关系，有利于疾病的康复。礼貌的语言体现了护士良好的文化修养，患者不仅需要精心治疗和护理，而且需要理解、关心、尊重，对患者的称谓不可用床号代替，应注意尊重患者的文化、职业、习惯等。护士对患者合理恰当的称谓可使患者感到亲切、自然、被尊重而产生愉悦的心理；常用礼貌用语与患者交谈，语言应和谐、亲切。护士的语言具有双重性，既可治病，也可致病，当患者恐惧、忧郁时，护士温柔的目光、细致的问候、耐心的开导，犹如一剂良药，如果用语不当，可使患者病情加重。因此，护士的语言要注意四性，即保护性、科学性、艺术性、灵活性，提倡良性治疗语言，避免恶性刺激性语言。语言要符合科学性，表达要准确、清楚、贴切，充分发挥语言对患者的治疗作用，无论对患者家属或单位人员，说话都要尊重对方，措词、用语、语调讲究艺术效果，要善于根据不同的对象和具体情况，灵活地使用语言，以获得理想的治疗效果。

3. 体态礼仪　体态可以真实地反映一个人的基本素质，受教育的程度以及能够被人信任的程度。体态是展示自己才华和修养的重要外在形态，训练有素的护士应有良好的站姿、端庄的坐姿、稳健的行姿、典雅的蹲姿、熟练有序的操作等。正确的站姿给人以美感，忌勾肩搭背、身体摇晃、随便倚靠在患者床边；坐姿应体现出谦逊、诚恳、娴静、端庄，切忌粗俗、失雅、懒散；行走要步履轻捷、弹足有力，不可左顾右盼；表情要亲切、自然、安详，给患者以安全感，感受到人情的美好，从而愿意与护士合作，有助于康复；手的动作也富有感情色彩，应轻柔、稳准、麻利、具有条理。切忌在与患者交谈时抓耳挠腮、东摸西动、指手划脚等令人厌恶的动作，良好的体态语言，可给患者以温文而雅、彬彬有礼的美感，使患者在护士动态护理中感到心情舒畅，情绪稳定。

4. 举止礼仪　护士在接待新入院的患者时应起立相迎，与患者交谈或处置时不可坐在患者床边；在较窄的病区走廊遇到患者时，应侧身停步，让患者先行；打电话时应起身站立，双手持握话筒，发声不宜过高；上电梯时，护士应站立于门一侧，手扶电梯门请患者先上，下电梯时，请患者先下。护士礼貌待人使患者与护士的交往中心理上呈现快乐、期望等情绪反应，从而对患者的康复起到积极作用。

一个有修养、有气质、有魅力、举止高雅的护士，会令患者信任，而这些不是朝夕训练就能完成的，而要靠平时的工作与生活中不断的积累、训练、不断地丰富自己，将内在的文化底蕴通过美的语言、美的行为、美的仪表、美的环境体现出来，使患者心情愉悦，调节免疫功能，缩短病程。

（六）护士的体态语更富有感染性

体态实际上是一种体态语：护士在与患者交谈中，恰当地应用体态语，使护理工作具有心灵的感染力。训练有素的护士的体态应该是：站，自然挺拔；坐，端正而稳重；行，敏捷而轻盈；操作，熟练而有序；眼神，温和、沉稳、易接近；表情，温柔而自然；手势，文雅、得体。良好的体态可给人以温文而雅、彬彬有礼的美感。正如英国哲学家培根说："相貌的美高于色泽的美，而秀雅合适的动作又高于相貌美，这是美感的精华。"

1.给患者留下良好的第一印象

（1）良好护患关系建立的关键是"第一印象"。护患初次见面，彼此会很留意对方的反应、谈吐、举止、表情、衣着等，会在双方互动中被对方观察和评价，这就是第一印象，护理工作的第一印象的好坏直接关系到治疗效果，关系到病体的康复。患者在护士心目中的第一印象也影响护患关系，但就护士的主体地位看，以主动在患者心目中建立良好的第一印象作为护患关系确立的起点是十分关键的，这会给患者留下良好的第一印象。因此，护士应注意以下几个方面。

（2）保持良好得体的仪表：护士上班前衣饰应注意以下五点：①鞋是否擦过；②裤管有否有线；③是否淡妆上岗；④头发是否梳好；⑤护士服是否有皱纹或污迹。护士的长相、身材是天生的，而护士的发型、衣着、神态、表情、气质则是后天培养的，天使般的仪表是促进良好护患关系的必要因素，会使患者舒适、愉快，从而激励其求生的信心，尤其是好的仪表与美好心灵一致时会产生药物起不到的作用。

（3）展现动人的微笑：一个人的面部表情比穿着更重要。护士对患者的微笑是出自内心的，是一种真正的微笑，一种让人心情温暖的微笑，而这种微笑所表达的意思是"喜欢你，很高兴见到你"，只有这样才能赢得患者的认同和好感。

（4）有意识地杜绝容易造成第一印象偏差的因素：①要避免信息资料收集不足；②要避免错觉差异；③要避免职业性呆板；④要避免亲疏之别。

（5）掌握与患者接触的时间：时间问题，在接触患者时有很重要价值，如果患者对你的接触有兴趣，不会计较你花了多少时间，作为护士，应根据患者的实际需要加以判定，达到在有限的时间里与患者产生有效的沟通的效果。

2.触发患者感情，一见如故

（1）看清对象，表达感情：护士在与患者交流时必须看清对象，尽可能地了解对方，由细微处见品性。用三言两语恰到好处地表达你对患者的友好情意，赞扬患者的合作，夸奖患者的气色，用以创造乐观向上的护患关系氛围，同情其处境，安慰其不幸，使患者油然而生一见如故，欣逢知己之感。

（2）适时切入，寻找归属感：一般来说，对一个素不相识者，只要事前做一番认真调查研究，都能找到或明或暗或近或远的归属关系。护理人员应看准情势，不放过应当说话的机会，就能一下子缩短心理距离，使对方产生亲切感。

3.熟练掌握恰当的沟通技巧

（1）倾听的技巧：倾听是人性的一种需要，有学者说，成功的商业性交谈的秘诀在于专心地注意那个对你说话的人。其实这个秘诀不仅适用于商业性交谈，做个会倾听患者声音的护士，一是要主动坚持谈话，主动了解病情，引导患者说话；二是对患者的主动多次表述不厌烦，在倾听中用表情会意，以鼓励患者继续说下去。

（2）语言技巧：语言是沟通的重要手段，护士在与患者沟通的过程中，一定要注意语言修养，注重语言的准确性；注意语言的礼貌性，以满足患者希望受到尊重的心理需要；注重语言的艺术性给患者留下深刻印象。

（3）非语言技巧：美国心理学家霍尔认为，无声语言所显示的意义要比有声语言多得多，护士应掌握非语言信息的沟通技巧，运用倾听、表情、眼神、仪表、姿势等与患者进行有效的沟通，更好地满足患者的需要。

护理专业是一个特殊的服务行业，在现代护理学中，对病人的护理不仅强调"护病"、更强调"护人"。当很多丈夫问她的老婆说要去哪里生孩子时，很多产妇会说去市妇幼，当医院经常没有床位排队生孩子时，当患者家庭的感谢信贴在我们医院时，我觉得这是对我们医院在护理礼仪方面最好的肯定。护士由于其职业特点的原故，和病人接触最密切，和病人交流最深入，其一言一行、一举一动都将会影响到护士队伍乃至整个医院声誉和形象，实际上，护士礼仪最核心的内容，就是对病人的尊重、关爱与重视，并不在于单纯地追求形式的完美。如果缺少真诚，一切礼仪都将变得毫无价值，因此，护士礼仪的灵魂同样是真诚。

（七）现代护士礼仪

礼仪是指护士礼貌、仪表，是护患交往过程中的约定俗成，并为一定的医院交往环境和患者在医疗消费过程中所接受的一种医院文化和医德修养。礼貌是表示敬意的通称，是待人谦虚、恭敬的态度，是人们良好交往的初始情感体验。仪表是指人的外表姿容，包括人的服饰、仪容、姿态，可在人际交往中给他人留下第一印象。现代护士礼仪可以从护士的个体形象、礼貌、仪表、言谈、举止、姿势等各方面展现出来，并融入护理职业行为和服务工作之中，对护患关系的改善、护理工作质量的提高十分重要。现代护士礼仪作为一种现代医院文化模式，是研究护理工作过程中护患交往艺术规范的学问，既可纵向传承，又可横向借鉴与融合。本着"以人为本，以病人为中心"的服务理念，将护士礼仪规范化、制度化、形象化是现代护理职业的一种职业象征。

1. **护士礼貌用语是护患交往的基础** 在护患交往中，护士礼貌待人，文明用语，既可体现护士良好的礼仪修养，又可彰显护士对患者的尊重、同情，并对建立融洽、和谐的护患关系起到一种引领作用。病人作为实实在在的社会人，罹患疾病期间，不仅需要精心的治疗和护理，而且需要理解、关心、体贴和尊重。基于护理工作过程，现代护士礼仪要求护理人员面对患者，迅速进入职业角色，坚持和蔼亲切、生动体贴的礼貌用语，融健康教育于一体，借以创设双向交流场景，使患者身心得到慰藉和安抚，情感和心理享有满足感，进而主动或乐于护患交往、护患沟通，乃至护患关系自然进入一种良好、和谐的氛围。

如当患者怀着不安的心情住进医院，病区的护士面带微笑地对他说："您好！我是本病区的护士某某，如您有什么需要请告诉我，我会尽可能满足您的要求……"患者从护士话语中的"您好""请"等礼貌性用语中感到温馨、体贴、信任，可以有效地减轻和消除紧张情绪。再如"我给您整理一下床铺，请您到床旁椅上坐一会可以吗"；"请您准备好，我要给您打针了，不要紧张，一般不疼"。这样的文明、礼貌用语，自然比命令、强硬用语好一百倍，患者一定会高兴地配合护士，而且很舒适地接受治疗和护理，治疗、护理质量自然上升。

护士礼貌用语是护患交往的基础，无论在接诊、检查患者，还是在治疗、护理环节中，坚持礼貌用语，可以拉近护患之间的距离，便于营造双方的愉悦的氛围，使护患真诚交往，护患关系自然和谐无恙。

2. 实施现代护士礼仪，营造护患相互尊重氛围 首先，护士礼仪着装，凝聚天使的自信与骄傲，凝练其职业形象，可使患者充分审视护士人体美、体形美，从而产生对生命的美的感受，感染其美好的康复愿望，相形之下，也能更加完美地体现以人为本的服务理念。其次，护士作为职业女性，自然、清雅的淡妆是自尊自爱、热爱生活的直接体现，更是一种积极健康的人生态度，可以激发理性患者的康复和端正人生的态度。再者，兼有礼貌言行、文明举止、专业美学资质，拥有信心、能力、可靠等职业三要素，可以综合体现现代护士礼仪，使其成为护理职业艺术，成为整体化、程序化护理的重要内涵。

将现代护士礼仪运用于整体化护理程序中，可以更好地展现护士尊重患者的职业风采。一方面，可以体现对患者及其生命的尊重，使患者得到心理抚慰；另一方面，增加患者的信任感，赢得患者的尊重。护患相互尊重是高质量护理工作的前提，毋庸置疑。如：护士在接待入院患者时应起立相迎；护士在与病人交谈时，不可坐到病床上；护士在较窄的走廊中路遇病人，应停步侧身请病人先行；护士在非探视时间接待来探视的病人亲属时应起立，耐心说明病区制度，介绍病人病情，请病人家属留言，改日来探望；当病人出院时，值班护士、护士长应热情将病人送至病区门口，挥手道别。护士礼貌待人，可使患者在与护士的交往中，呈现快乐、期望、羡慕等心理感受，从而对身心康复起到积极作用。

3. 护士的优美体态对患者富有感染力　体态实际上是一种形体语言。护士与患者交谈中，恰当地应用体态语言，使护理工作具有心灵的感染力。训练有素的护士的体态主要体现在以下几个方面。①站：自然、挺拔；②坐：端正而稳重；③行：敏捷而轻盈；④操作：熟练而有序；⑤眼神：温和、沉稳、易接近；⑥表情：温柔而自然；⑦手势：文雅、得体。良好的体态可以给人以温文尔雅、彬彬有礼的美感，对患者富有感染力，对保持康复心理的稳定十分有益。

4. 护士仪表美是生命活力的传递体　护士美的仪表带给患者端庄、纯洁、文明的印象。①护士工作帽，搭配上洁白的不同款式的工作装，显示出高雅、圣洁；②妇产科、儿科病房护士着淡粉色工作装，则给予产妇、患者温暖、亲和力及亲切感，可减轻紧张恐惧心理；③护士的白色、软底、坡跟工作鞋，使护士的着装自然、和谐、美观大方；④护士美好的容貌，和谐与自然，面部表情亲切，可以唤起患者对生活的美好向往，增强战胜疾病的信心和勇气。总之，护士仪表美犹如天使一般，可以自尊、自爱、自强，进而唤起患者的优雅举止，对整体护理也大有益处。

5. 现代护士礼仪的内核及其内涵建设

（1）现代护士礼仪的内核。"以人为本，以病人为中心"的服务理念，将护士礼仪规范化、制度化、形象化是现代护理职业的一种职业象征。笔者认为，这种护理职业象征的内核在于：①"把病人的利益置于首位"为服务根基，展示"真、善、美"

的精神境界，是现代护理礼仪的第一内涵。坚持该内涵，可以使患者感受到实实在在的医学情感服务，杜绝接受虚假的、伪装的情感表象，真正舒适地体验"真、善、美"的人文情感服务流程。②发扬医学理性精神和白求恩精神，是现代护理礼仪的更高层次的内涵。发扬该内涵，可以使患者充分领略医学理性精神和白求恩精神的范式效应，全身心地享受医学服务和主动配合现代护理流程。③揭示人性化服务的内涵，是现代护理礼仪的最高层次的内涵。充分彰显该内涵，可使患者真正体验护理工作过程人性化服务的崇高境界。

（2）职业礼仪在护理中至关重要，它体现自身的修养和风度。

1）迎接患者入院，减轻患者的陌生感。患者被送至病区时，值班护士应起身向前迎接患者，要热情、主动、友好、面带微笑，有礼貌地介绍自己和病房环境，介绍有关住院规则、生活制度和探视制度，使患者消除陌生感，能够安心接受治疗。

2）收集患者资料，做患者的知心人。收集患者资料是护理程序中最为关键的一步，也是了解患者，做患者知心人的首要途径。在患者入院后尽早与其交谈一次，应用多种沟通技巧，了解病情，知悉患者的内心活动。

3）制订护理计划。护理计划要充足体现对患者的尊重，要保证密切配合治疗。

4）要使患者得到充分的护理。必须从人的生理、心理、社会及文化全方位来关注患者，提倡共同参与型的护患关系。因此在对患者实施护理工作前后，要为患者提供充足的信息。

5）劝慰患者，做好患者的心理支持。每个患者因其社会背景、个性、认识、文化水平的不同，其心理状态、行为表现均有所不同。护士要通过细致入微的观察设身处地为患者着想，运用心理学、社会学、伦理学和医学及护理学，巧妙地化解患者内心的矛盾与焦虑。

6）欢送患者。出院患者最需要的是早日康复。当患者得到出院的决定后，会感到重获新生的欢乐。这时，护士应向患者表示祝贺，帮助患者整理用品、办理出院结算手续，向患者交代出院后如何用药，诚恳地征求患者及家属的意见，让他愉快地离开病房，重新走向社会。

护士职业礼仪是指护士在职业活动中所应遵守的行为准则，处事得宜，待人以礼是当代护士应有的风范。一个专业护士每天在临床工作中所展现的服务内容、职业行为和专业形象代表了一个医院的护理专业水平。

（刘　红）